绝技写春秋
——武医宗师郑怀贤

赵斌 王明建 ◎ 主编

西南交通大学出版社
·成都·

图书在版编目（CIP）数据

绝技写春秋：武医宗师郑怀贤/赵斌，王明建主编.
—成都：西南交通大学出版社，2017.6
ISBN 978-7-5643-5531-9

Ⅰ.①绝… Ⅱ.①赵… ②王… Ⅲ.①郑怀贤
（1897-1981）-武术-学术思想-图集 Ⅳ.①G852-64

中国版本图书馆 CIP 数据核字（2017）第 150555 号

Jueji Xie Chunqiu
绝技写春秋
——武医宗师郑怀贤

赵 斌 王明建 主编

责任编辑	邹 蕊
封面设计	严春艳
出版发行	西南交通大学出版社 （四川省成都市二环路北一段 111 号 西南交通大学创新大厦 21 楼）
发行部电话	028-87600564　028-87600533
邮政编码	610031
网址	http://www.xnjdcbs.com
印刷	四川玖艺呈现印刷有限公司
成品尺寸	185 mm×260 mm
印张	6
字数	111 千
版次	2017 年 6 月第 1 版
印次	2017 年 6 月第 1 次
书号	ISBN 978-7-5643-5531-9
定价	88.00 元

图书如有印装质量问题 本社负责退换
版权所有 盗版必究 举报电话：028-87600562

编委会

顾　问：习云泰　王培锟　蔡仲林　温佐惠　张选惠
主　编：赵　斌　王明建
副主编：李传国　黄　静
编　委：（按姓氏笔画）

王明建　艾泽秀　冉学东　邢　星　刘　涛
刘金丽　李　军　李　阳　李　威　李传国
李春雷　吴　强　吴宝元　邹　蓉　应　磊
辛双双　张　君　张　勇　张　浩　陈　扬
陈爱蛟　赵　斌　费永波　卿光明　涂　平
姬瑞敏　黄　静　龚茂富　彭鸣昊　曾　杨
谢树雄　潘文斌

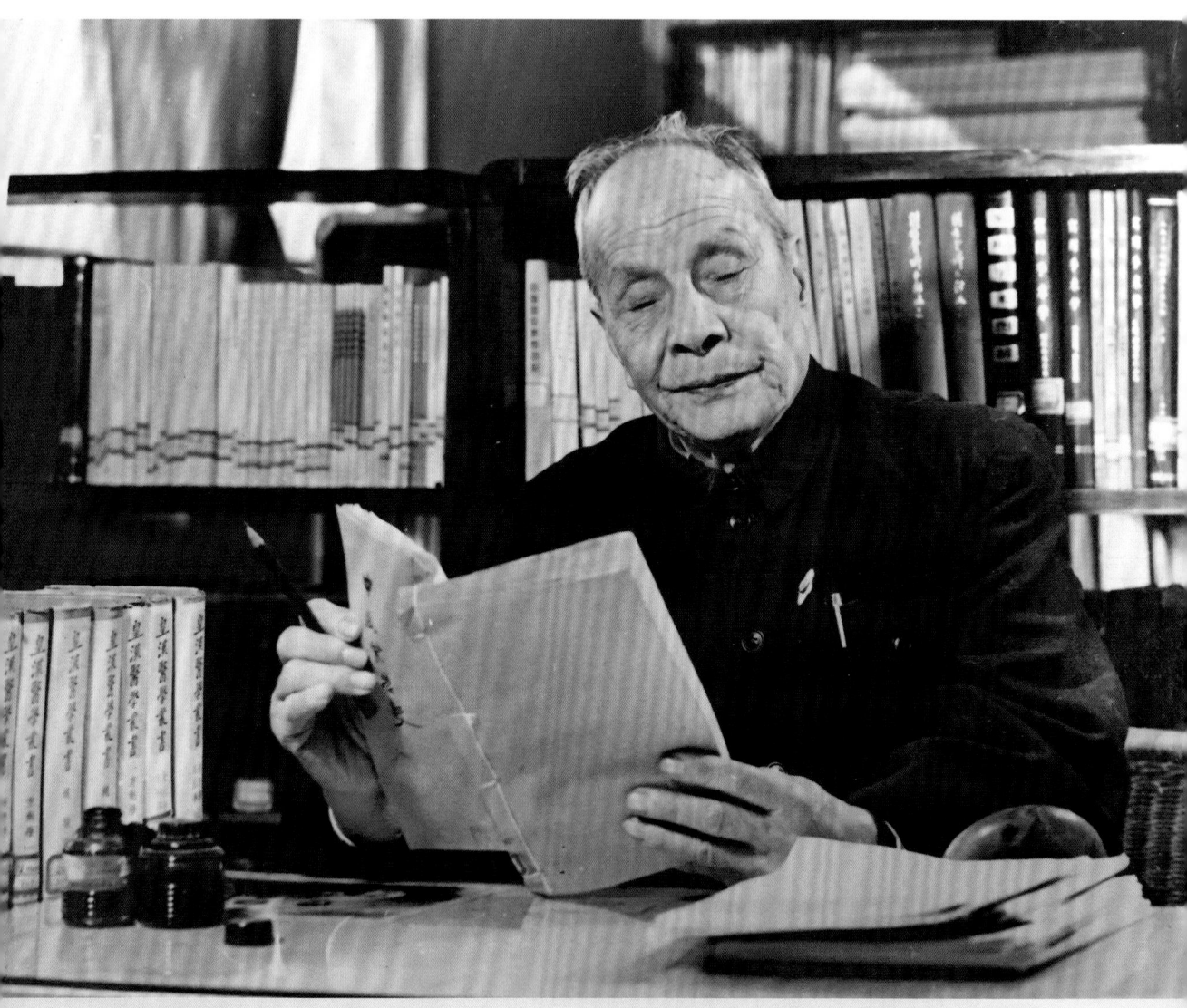

郑怀贤（1897年9月—1981年10月）

前 言

郑怀贤（1897年9月—1981年10月），闻名中外的武术家、中医骨伤科专家、教授，历任中华全国体育总会常委、中国武术协会主席、中国体育科学学会理事、全国运动医学学会委员、四川省政协常委、成都体育学院附属医院院长等职，被后人尊称为"武医宗师"。

郑怀贤先后师从"飞叉大王"李洱庆、戳脚门大师魏昌义、孙氏太极拳创始人孙禄堂等武术大家，"八卦掌""活步推手""散手""快摔""擒拿"等技艺享誉西南武术界，一生中又以"飞叉""孙氏八卦掌""擒拿"为三大技艺绝技，其武术技艺和武学思想闻名海内外。1936年，曾作为中国体育代表团成员参加第十一届奥运会，郑怀贤所表演的飞叉、空手夺枪技艺"技惊四座"。

20世纪50年代初期，在郑怀贤教授主持下创建的武术系，先后汇聚了一批全国知名的武术名家，如著名武术家王树田、一代猴王肖应鹏、绵拳名家兰素贞等一大批全国知名的武术专家，他们技艺精湛，如"八卦掌""猴拳""八卦龙形剑""八卦散手刀""对擒拿""空手夺枪""三人对棍"等，各具特色。名家汇聚的成都体育学院武术系赢得了社会的广泛赞誉，曾被贺龙元帅赞誉为"成都体院两枝花"之一。

郑怀贤教授毕生致力于武术教育和武医结合的研究与实践，在武技、武礼、武德、武医等方面取得了辉煌的学术成就，形成了独具特色的武学思想体系。这位曾任中国武术协会主席的武术大师，通过多年的武术实践，传功育人，对当时武术教育与武医事业的发展做出了巨大的贡献，在我国近代武术发展史上留下了光辉的一页。

120载华诞经风雨，武医传承铸辉煌！经过多年的积累与沉淀，成都体育学院（成体）成立了"郑怀贤武学研究所"，标志着郑怀贤等老一辈武术家的武术技艺由"单一性的技术教授"过渡到"武学思想的整体化传承"。

多年来，武术系一直坚持对成体老一辈武术家的武学思想和技术体系进行挖掘、整理、继承和发展，不断推进特色专业建设，相继整理出版了"郑怀贤武学系列丛书"，进一步继承和弘扬了以郑怀贤先生为代表的老一辈武术家的武学精髓，构建形成了具有成都体育学院特色的"郑氏武学"符号。

郑怀贤武学内容丰富、风格独特，继承和发展郑怀贤武学思想是成体武术人的使命，是落实成都体育学院"一线两翼"人才培养战略的实际行动，更是助推成体建设"体育特色鲜明，多学科协调发展的高水平应用研究型大学"的探索实践。

我们将不忘初心，继续前进。武术系在未来的发展中，会继续秉持郑怀贤武学思想，传承中华民族文化。我们坚信，在一代又一代武术人的不断努力下，成体"武术之花"将会开得更好，开得更艳！

目 录

01 / 岁月鎏金　缅怀先师

06 / 武之风范　技艺非凡

13 / 武医结合　妙手回春

18 / 传授武艺　桃李天下

27 / 音容笑貌　永驻心田

41 / 严师巍峨　高徒屹立

77 / 传承发展　武韵流传

第一篇章

岁月鎏金 缅怀先师

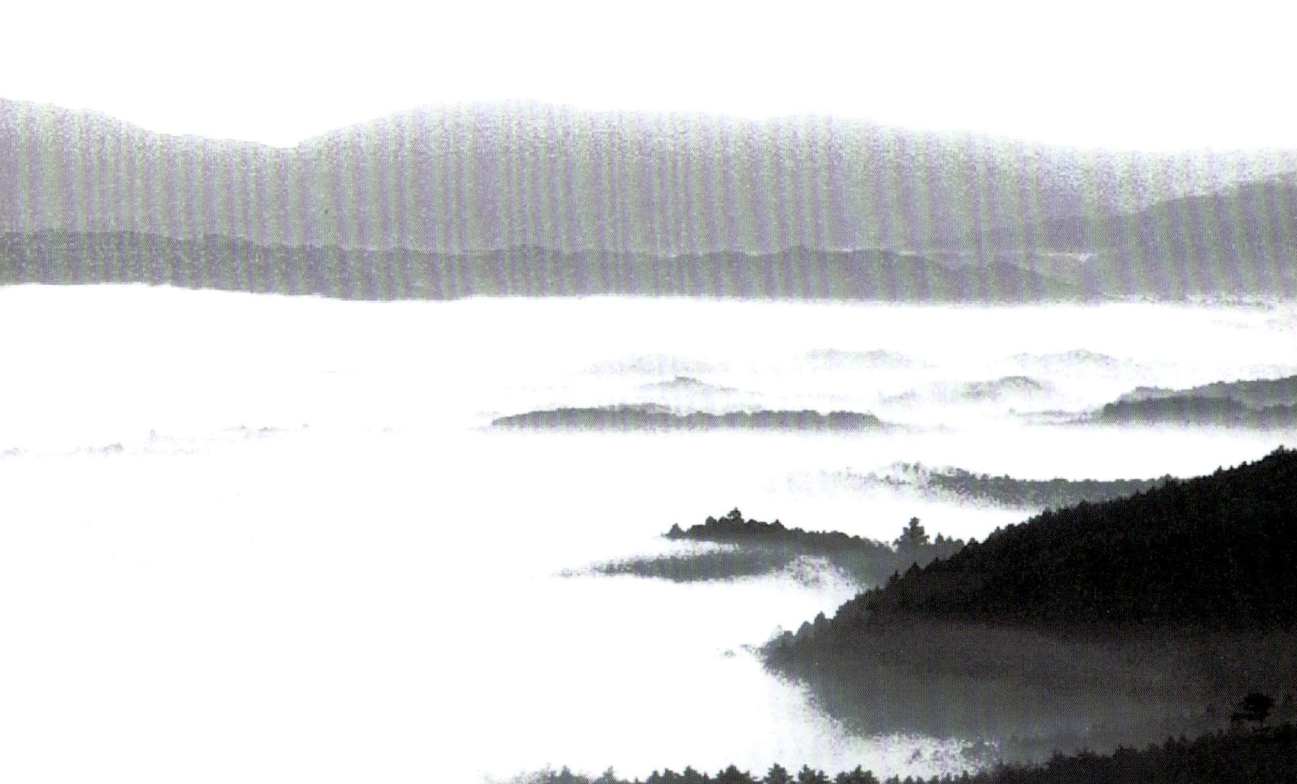

郑怀贤先生于1897年9月15日出生在河北省新安镇。清朝末年武术之风盛行，郑怀贤在大环境的熏陶下，也对武术产生了浓厚的兴趣。1910年，郑怀贤投身于当地非常有影响的"飞叉大王"李二庆的门下，一边刻苦学习飞叉，一边学习接骨治伤的技艺。随后，郑怀贤又分别向魏昌义练习武艺"戳脚翻子"，向"铁臂金山"魏金山学习鹰爪翻子。

1923年，郑经魏金山先生介绍，拜在孙禄堂老先生门下习形意、八卦、太极，从学四年，尤善八卦拳。后以孙氏八卦拳的技击功夫享誉西南。被同道称赞为西南五省八卦拳之第一人。郑怀贤的八卦拳活步推手、快摔、擒拿为西南武林中的三样技击绝技，而郑怀贤一生最珍爱的三大绝艺则是孙氏八卦拳、飞叉、正骨。

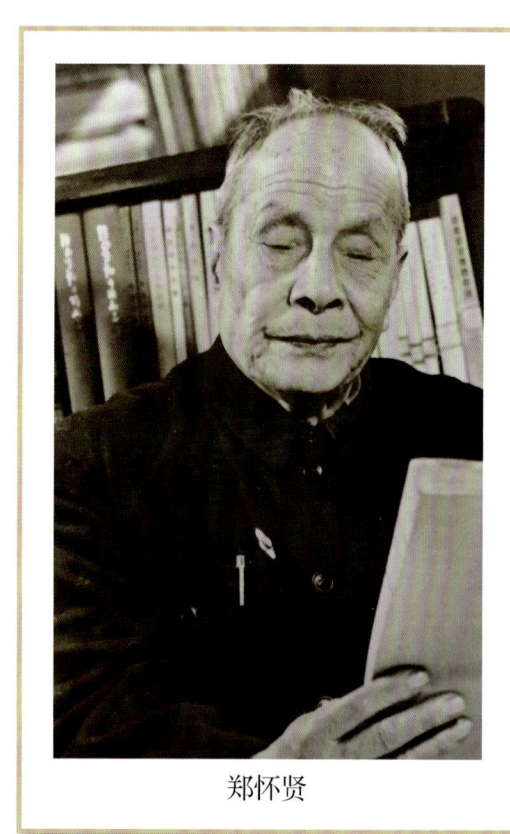

郑怀贤

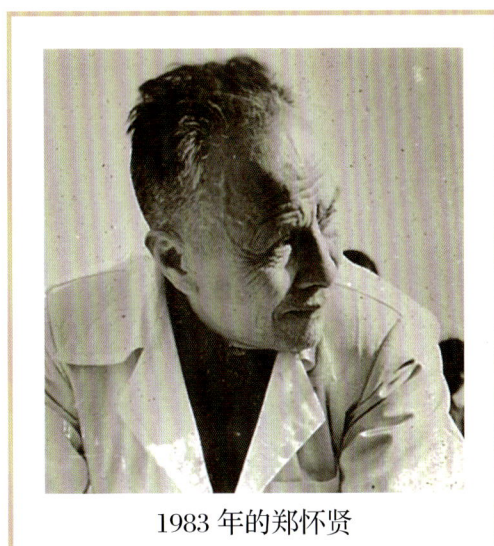

1983 年的郑怀贤

1936 年 8 月，在柏林举办的第 11 届奥运会上，郑怀贤表演的飞叉绝技震惊了世界，被誉为"空前绝后"。回国后，郑怀贤应邀担任国民党中央军校国术教练。1938 年因其随中央军校迁往重庆，因而在四川扎根。1958 年以前，他以从事武术教学为主。之后，郑怀贤运用治疗创伤的本领，在党和国家的支持下，和同事们一起创办了中国第一所运用传统医学治疗运动创伤的教学和医疗基地——成都体育学院附属医院。

1960 年，郑怀贤又创办了运动保健系和运动医学研究室。期间，他主导了多部武医论著，如《正骨学》《武林大家郑怀贤》《武术套路编制原则》《伤科按摩》《伤科诊疗》等。

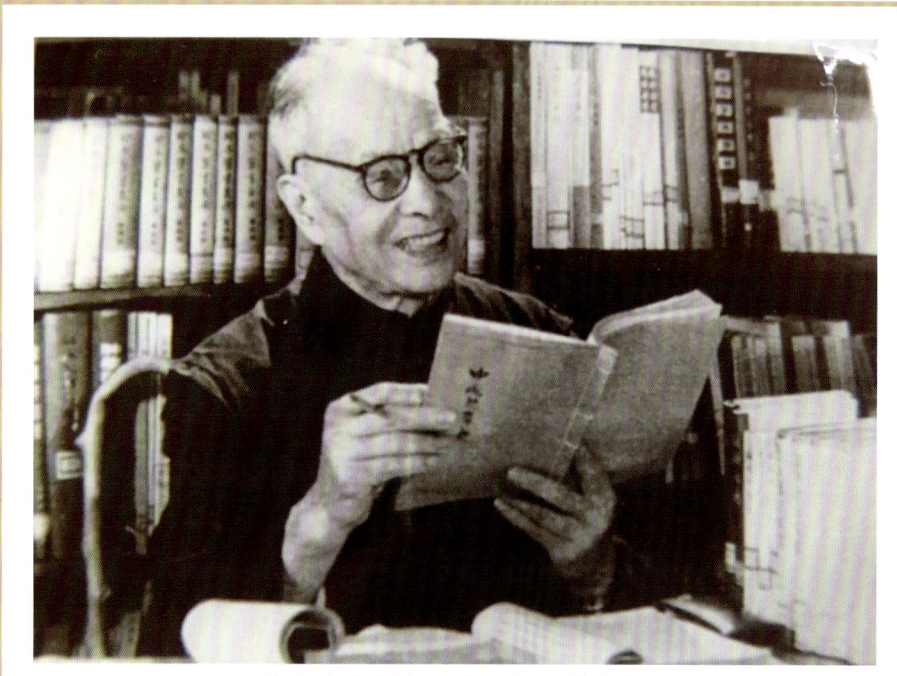

郑怀贤老师在医院研究医学著作

1981年10月31日,郑怀贤因心脏病医治无效去世,享年84岁。至此,一代武林大家充满传奇与波折的一生画上了句号。也许众人期待的"武侠故事"因岁月流逝不那么鲜活,可他传奇的一生却未因岁月流逝而失去光芒。

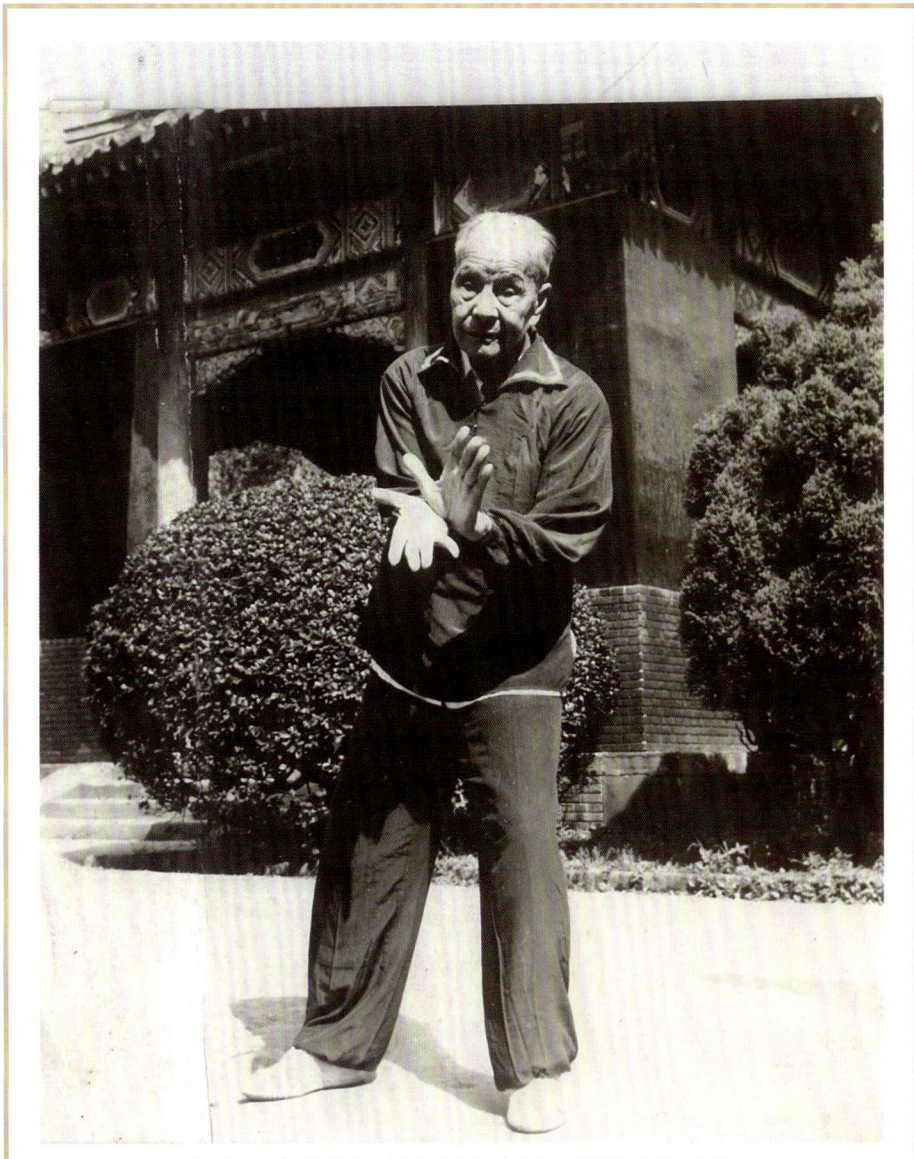

年事已高的郑怀贤老师在南郊公园做动作示范

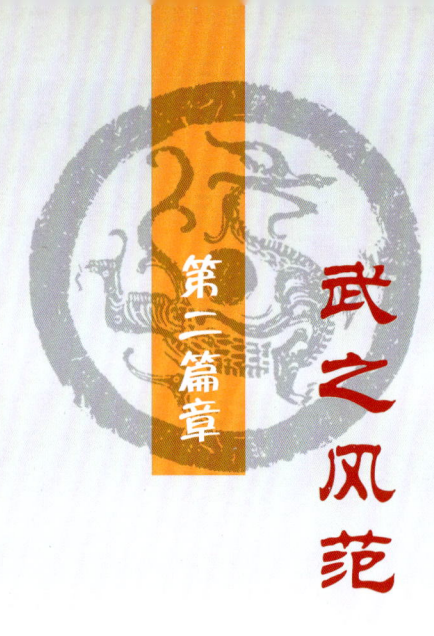

第二篇章

武之风范　技艺非凡

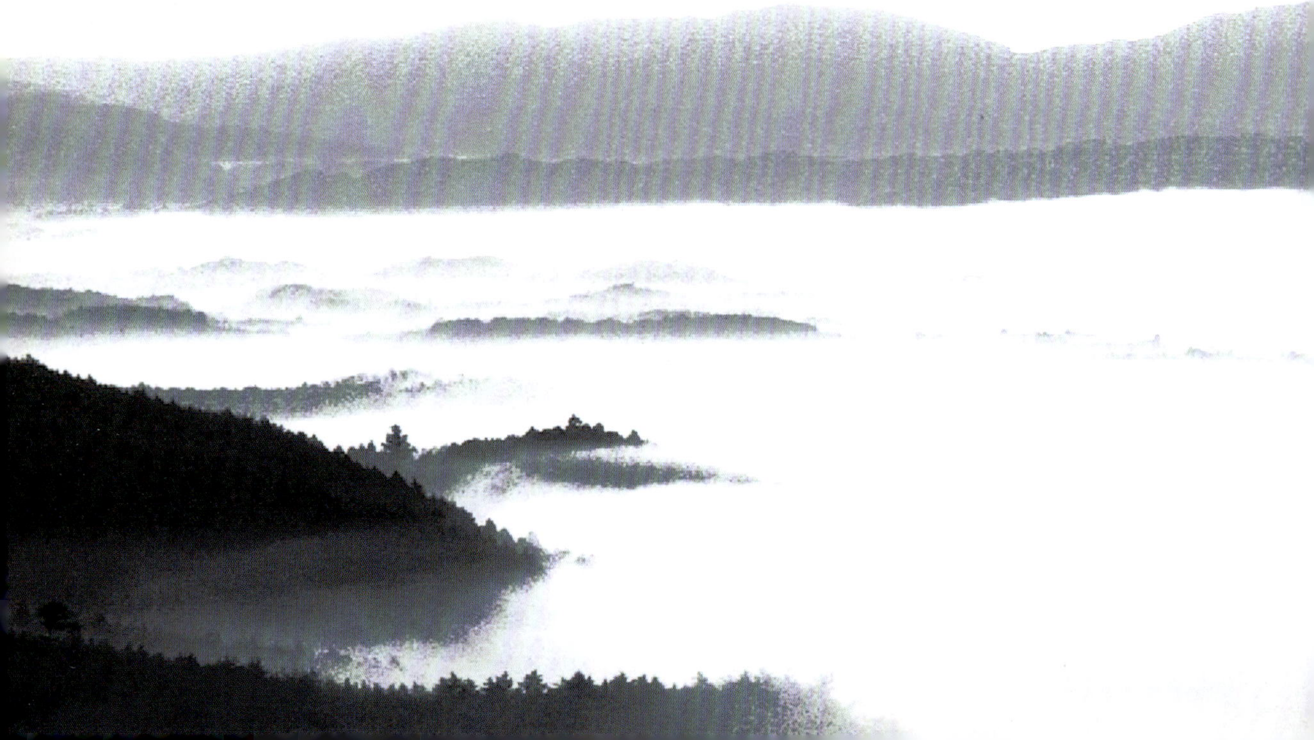

郑怀贤不仅在拓展传统武术的医疗功能方面做出了极为重要的贡献，而且自身武功阅历丰富，勇于实践，见识高卓，技艺超群，形成了自己独到的武技风格，其特点为：气势从容，劲力深透，身法灵捷，打法精确，将一招制敌与游斗走控结合为一体，把沾、闪、走、透、跌、拿的技艺发挥到很高的水平。

郑怀贤在武技训练上也总结出一套自己独到的训练体系：他以孙氏形意、八卦、太极三拳为骨架，融会戳脚、翻子、八极、劈剑、大枪等技艺，熔铸于一个训练体系，形成无中生有、刚柔相济、长短兼备、动静如一的劲力结构。

郑怀贤以高尚的武德修养、对武学医疗功能的开拓与发展和对武术训练体系的熔铸与探索，确立了他20世纪中国最杰出的武术家之一的地位。

郑怀贤擅长练飞叉，其飞叉上镌刻着"神乎其技"四个字，这正是他武功技艺最为精辟的概括。郑怀贤的飞叉绝技既沿袭了师父的风格，也在演练中融入了自己的一些思想。

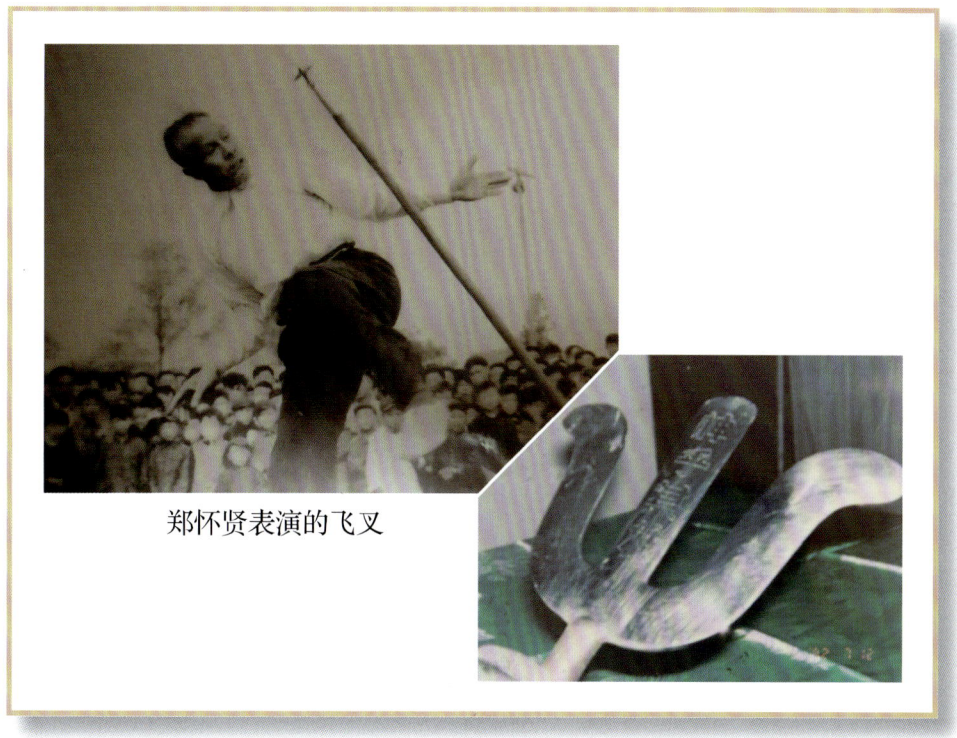

郑怀贤表演的飞叉

据郑怀贤飞叉文字记载:"只见老人手持一把 2 米多长的飞叉,稍微运转了一下,接着将飞叉放在后背、胳膊上旋转。随着一声脆响,老人将旋转的飞叉高高抛向空中,飞叉竖直向上。眼看就要落在地上,老人迅速将飞叉稳稳地拿在手中,然后又将飞叉反转、背后抛、背后接,空中旋转、两手交叉旋转……"

1944 年(民国三十三年),时任空军机械技师的张世荣钦佩其飞叉绝技,设计铸造一个材质极优的飞叉头赠与老师,郑老师视为珍贵物品,只用于正式表演场合(平时练习另备叉头)。

1924 年,郑怀贤投拜孙禄堂,在孙禄堂的精心指导下,一方面学习了形意、八卦等拳术,另一方面也学习了医治跌打损伤,接骨头,并培养

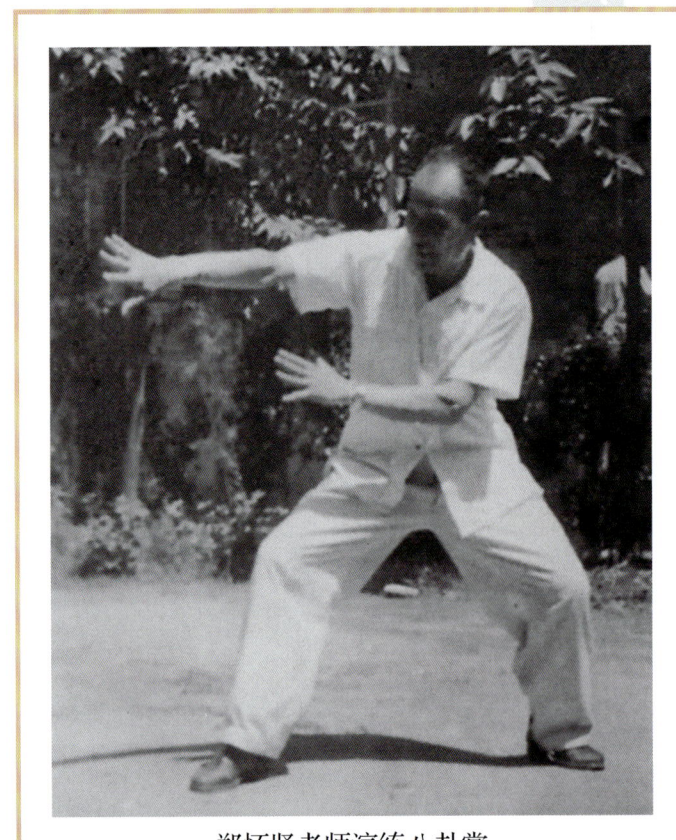

郑怀贤老师演练八卦掌

良好的武德。因此，郑怀贤在太极、形意、八卦三个方面均打下了坚实的基础，并进一步提高原来所学的擒拿、飞叉和戳脚翻子等方面的技艺，及一些罕见的治疗骨伤效果明显的药方的配制方法。

郑怀贤在西南地区四十余年，以此三大绝艺驰名全国。尤其八卦拳控人技艺，是孙禄堂先生独创的太极、八卦融合之技，郑怀贤得其真传，运用起来闪转腾挪随心所欲，走沾控人得心应手。郑怀贤又善卸骨、打穴、擒拿、摔跤和戳脚翻子，与八卦拳合用，其实战技术非常全面，技击实力超群。

郑怀贤先生将孙氏八卦拳的步法丰富、变化敏捷、松沉绵柔、劲发如电、舍己从人、迅疾自然的特点体现得淋漓尽致。

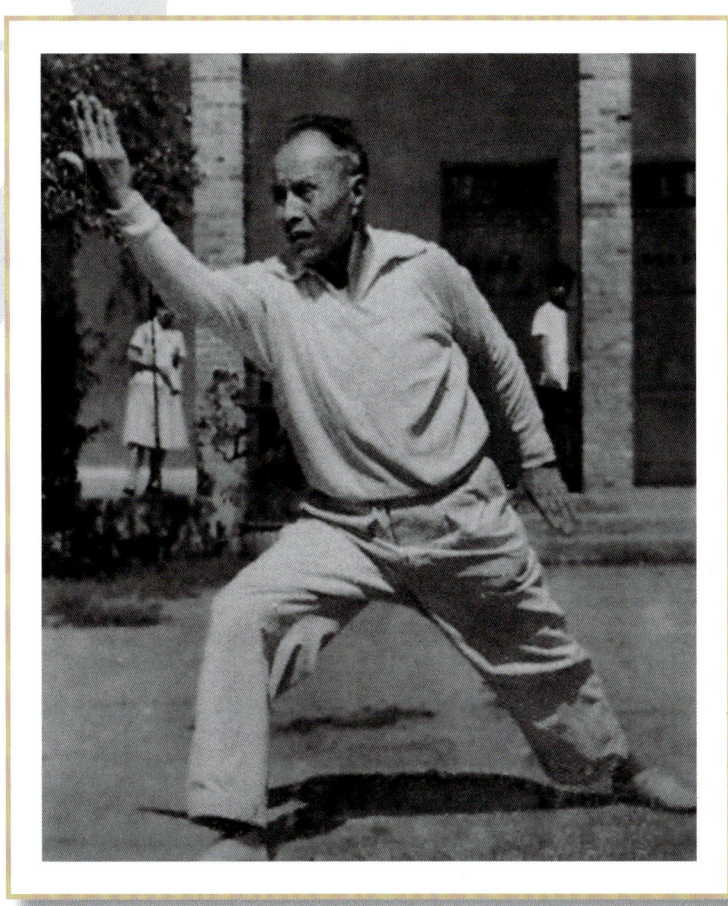

走马回头

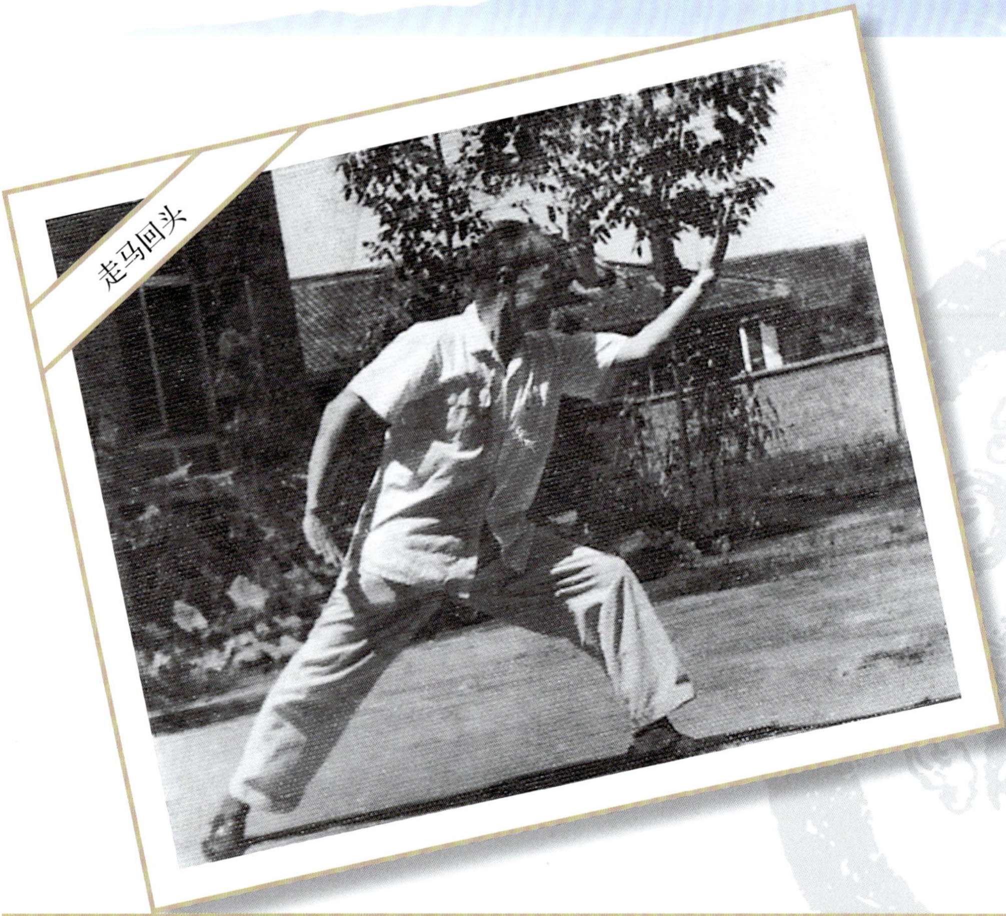

双撑掌

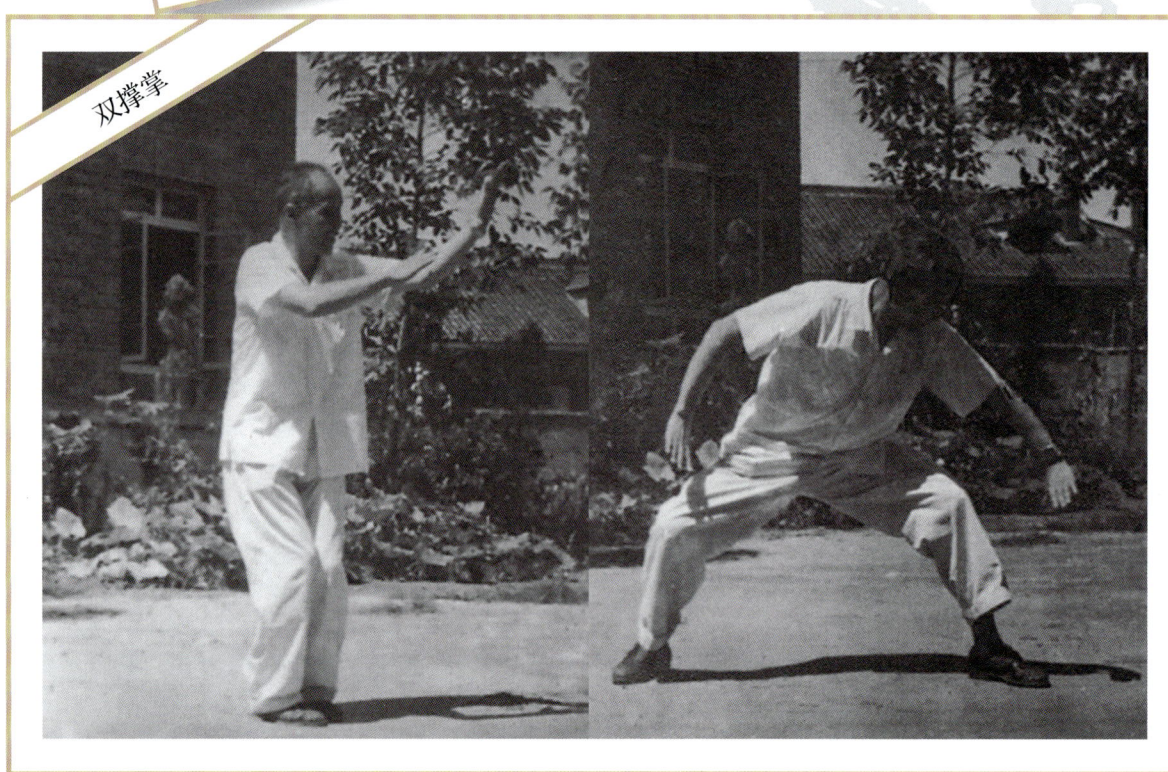

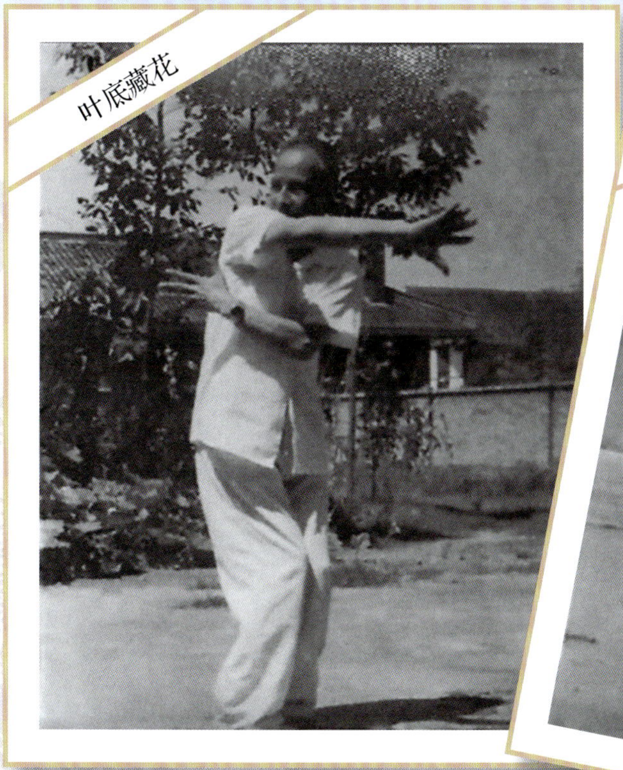

叶底藏花 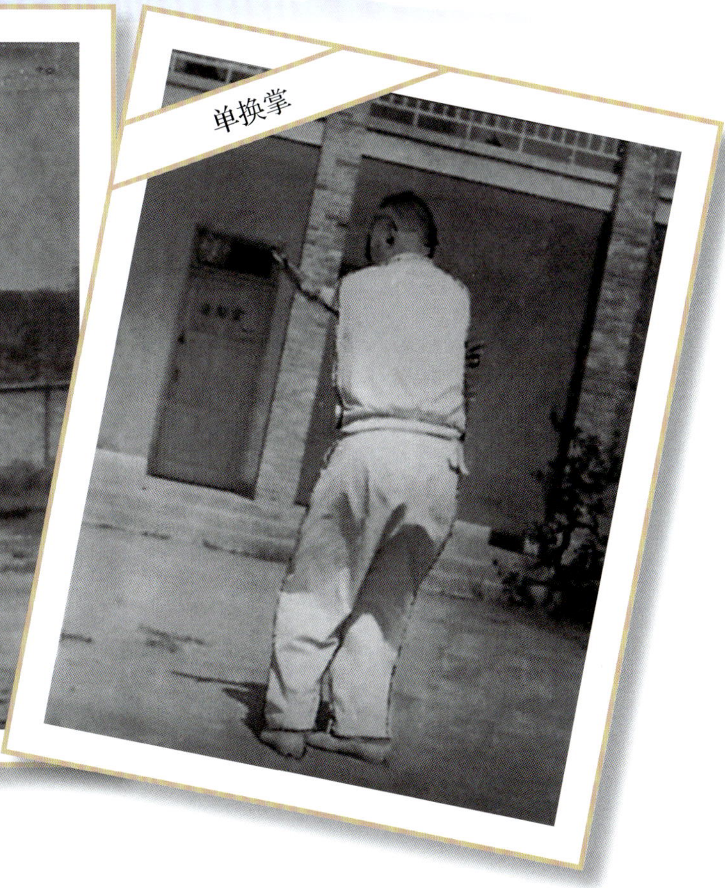　　单换掌

八卦走圈

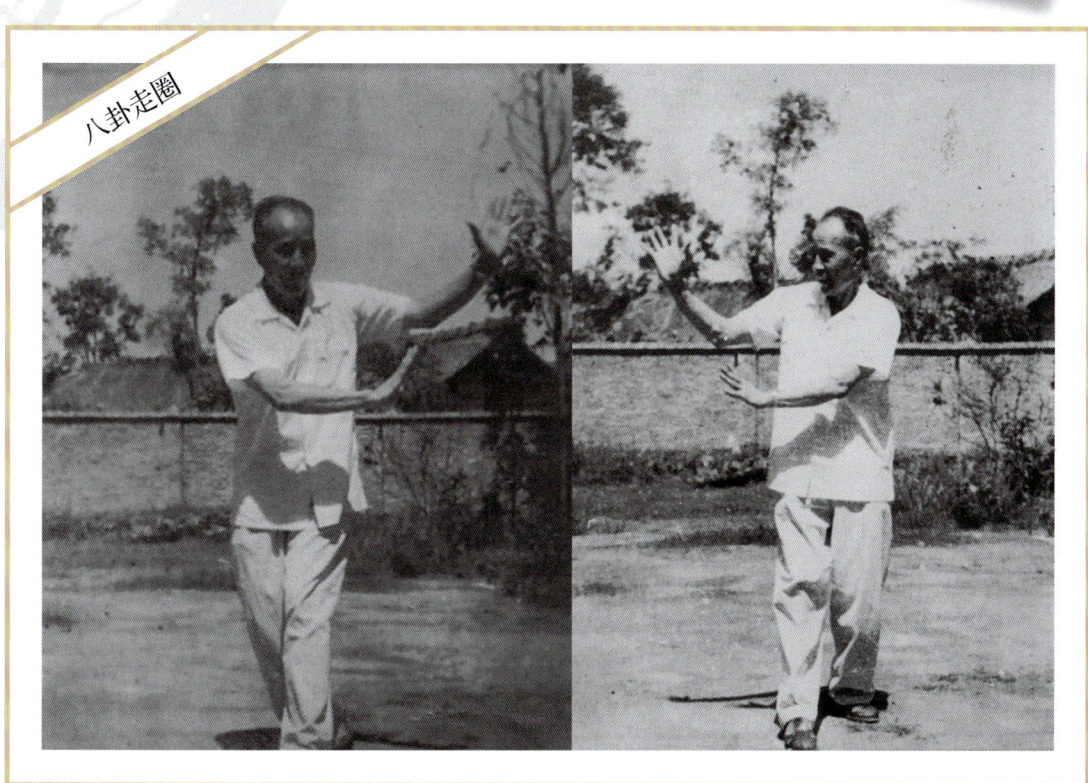

武之风范　技艺非凡　/11

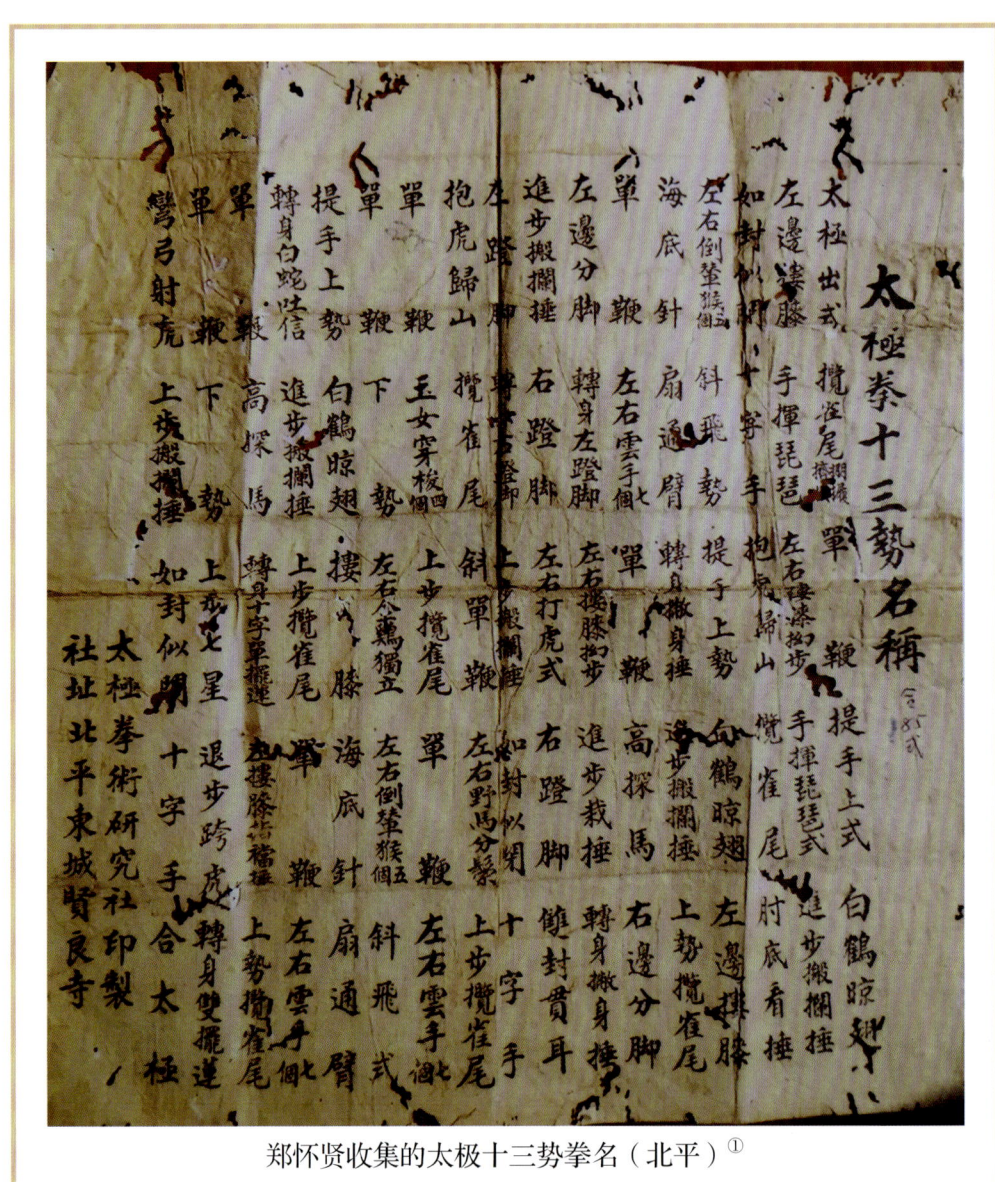

郑怀贤收集的太极十三势拳名（北平）[①]

[①] 今北京，编者注。

第二篇章

武医结合　妙手回春

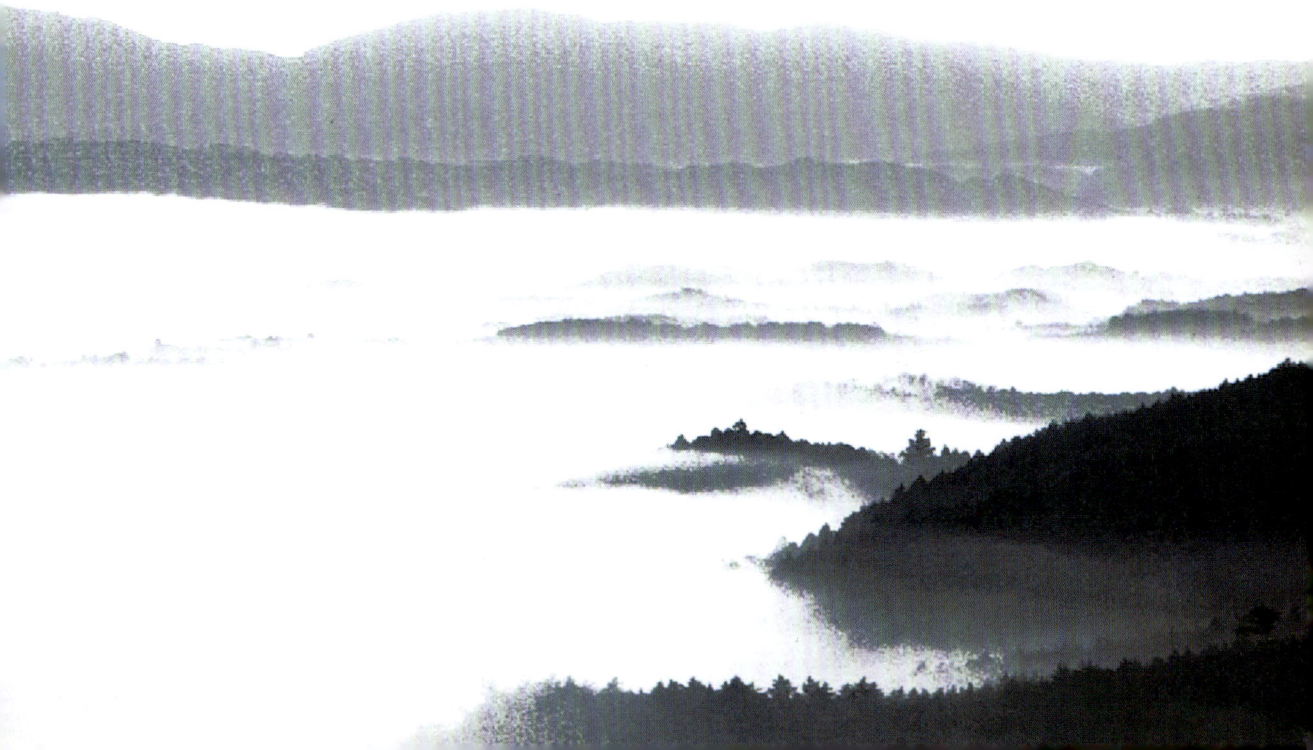

郑怀贤将武术和医学进行了融会贯通，创立了运动医学，使武术和医学各自得到了质的完善。其艰难困苦、玉汝于成的一生，对后世产生了不可磨灭的影响。

郑怀贤拳武医

诊断方法	推广模式	基础理论	社会价值	治疗效果	医德医风
望	依托	经络学	教育	强健筋骨	虚怀若谷
问		脏象学	历史		不耻下问
		导引学			
摸	高等	药理学	健康	内外兼治	乐于奉献
		生理学	救世		品德高尚
		生物力学			
诊	院校	处方学等	文化	医患结合	宽容善良

中华人民共和国成立后，郑怀贤任成都体育学院教授，先后为贺龙、董必武、徐特立等众多国家领导人疗伤。需要特别提出的是郑怀贤为周恩来总理疗伤的故事。

1963年12月14日，周总理在时任外交部长陈毅的陪同下，出国进行长时间的访问，在出发去访问埃塞俄比亚的一个郊区农场的路上，下大雨路滑，总理下台阶时跌了一跤，出于自我保护，右手顺势撑在地上。殊不知，当初其在延安坠马时右手已经负伤，此时突然间的受力，右手的伤势更加严重。虽然随行医师进行了紧急治疗，但是周总理坚持访问完最后一个国家索马里才回国。

访问期间，舟车劳顿本就休息不好，加上由于频繁的握手，更使伤情得不到控制。回国后，在贺龙元帅的引荐下，周总理在夫人邓颖超的陪同下于2月7号下午飞往成都，由郑怀贤为其进行7天的短时间治疗，之后周总理的手伤基本痊愈。在之后16天的访问里，总理的手伤再没有复发过。访问结束后，总理再一次飞往成都进行为期7天的彻底治疗。正是为总理疗伤的这段经历，使郑怀贤和总理之间结下了深厚的情谊。

"文化大革命"后,郑怀贤得以补发之前著作的几万元稿费,但是他将这几万块钱全部当成党费交给国家,以感谢党和国家的栽培。

每个人的一生都不可能一帆风顺,总要经历顺境和逆境,顺境时不得意忘形,逆境时不妄自菲薄,才能成为真正的强者,这也正是郑怀贤波澜壮阔的一生带给我们的启发。

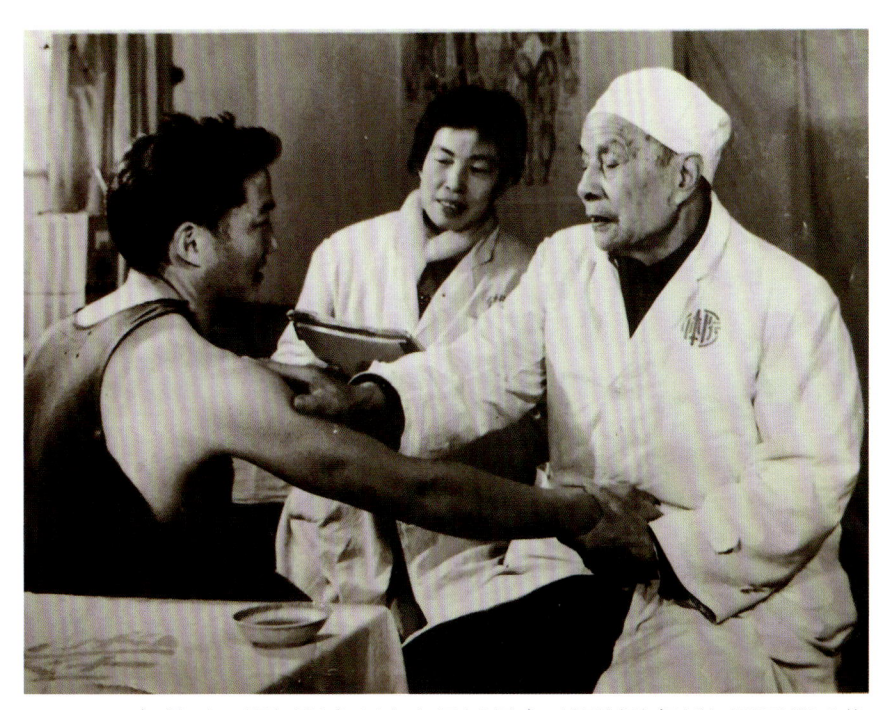

1970年前后,郑怀贤在研究室里运用自己调制的舒活酒以及郑氏伤科按摩法为武术系同学疗伤,同时向医学系的学生传授医术

1958年以前，郑怀贤以从事武术教学为主，在业余时间为一些运动员治伤。由于他有一套属于他自己的、系统地治疗创伤的本领，因而运动创伤方面得心应手。

在为国家领导人疗伤时，受一些领导人的启发，也在党和国家的支持下，郑怀贤和同事们一起创办了中国第一所运用传统医学治疗运动创伤的教学和医疗基地——成都体育学院附属医院。

1960年，郑怀贤又创办了运动保健系和运动医学研究室，并亲自教授正骨、按摩、伤科用药等经验，全身心地投入到研究、教学和临床等工作中去。郑怀贤对中医骨伤科的造诣特别深，结合他多年对武术的领悟，

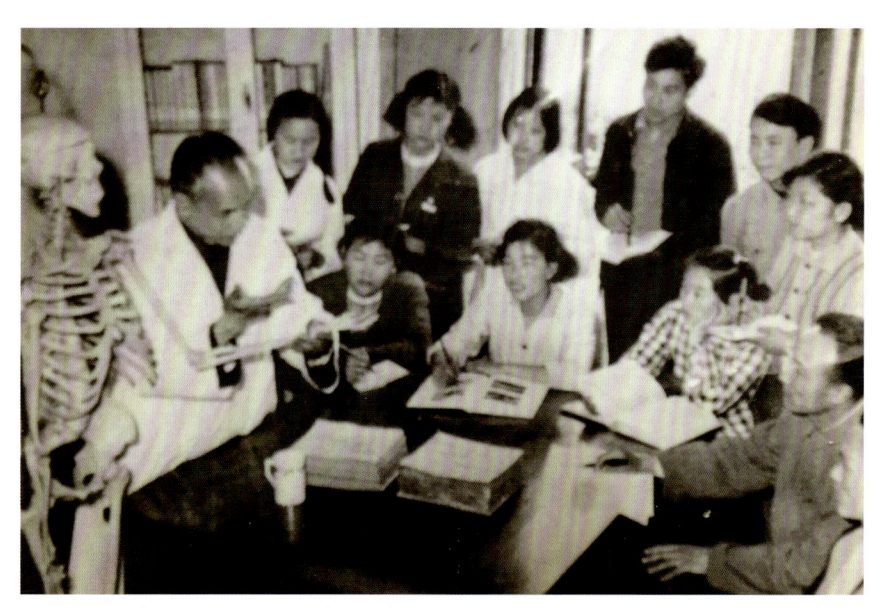

1976年，郑怀贤开设第一期骨科培训班，当时利用人体模型为班里的同学讲授"郑氏正骨12法"

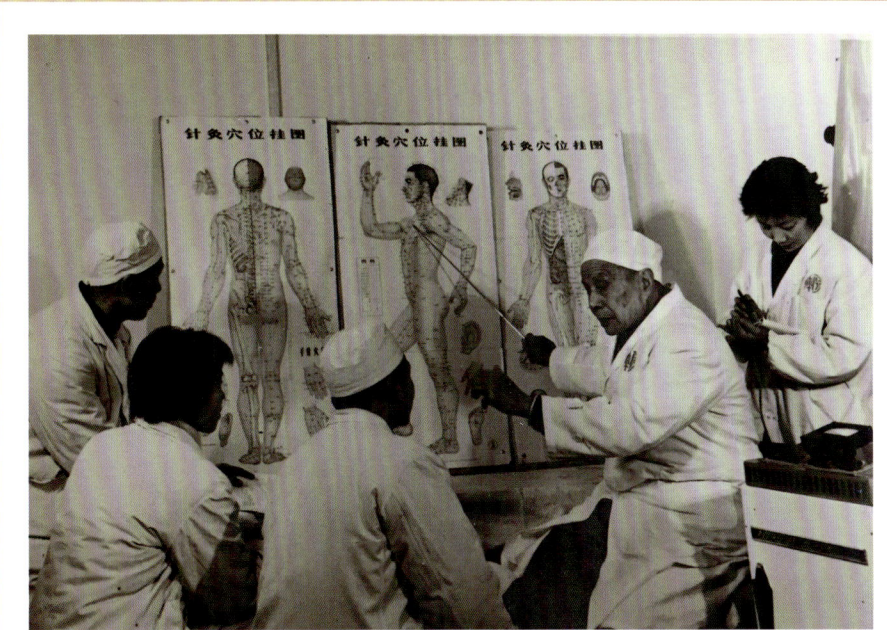

郑怀贤老先生向学生教授"郑氏经穴按摩8法"与针灸穴位

归纳总结出"郑氏正骨12法""郑氏伤科按摩13法""经穴按摩8法"、郑氏伤科经验穴位55个,为传统武术在医疗功能上面的挖掘做出了卓越的贡献。

在他的带领下,成体又开办了培养运动创伤医师和教学骨干培训班,这枝独秀迅速长成了参天大树,开枝散叶,遍布全中国。

第四篇章 传授武艺 桃李天下

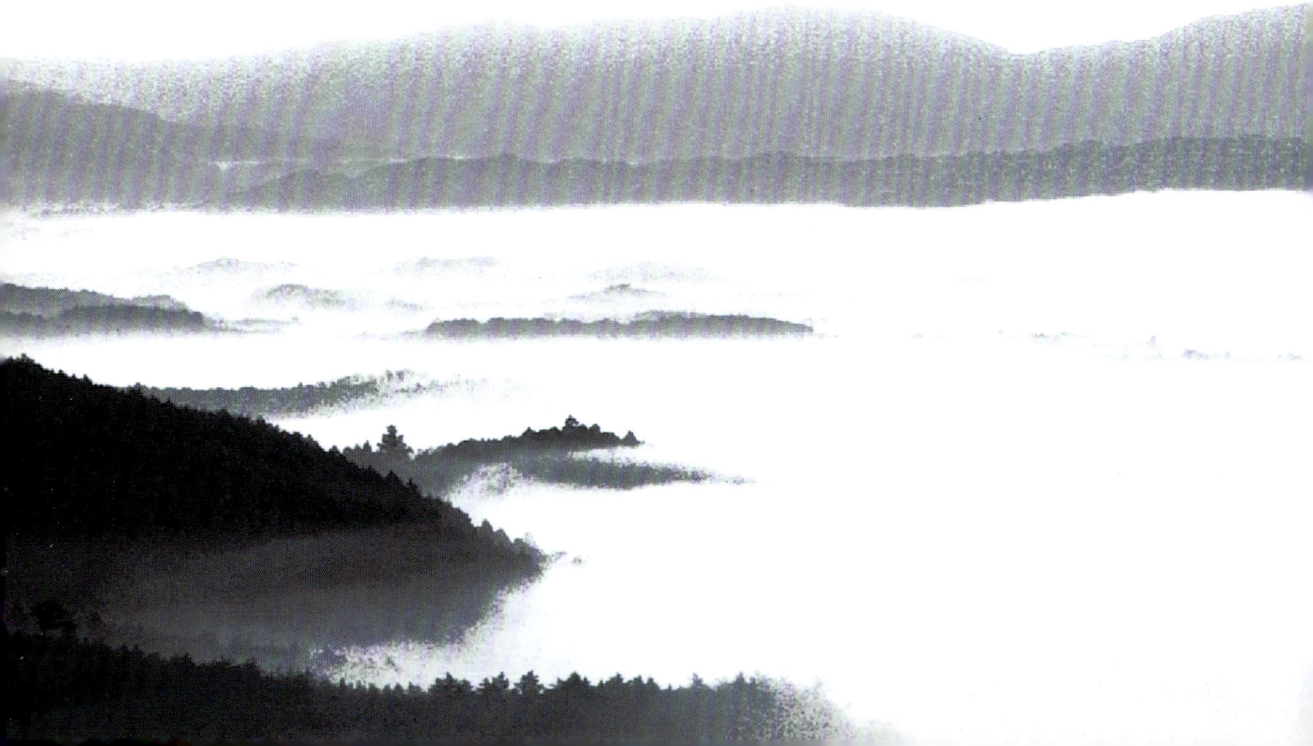

郑怀贤一生从事武术教学、科研与管理，同时结合自身多年在医学方面的经验，于成都体育专科学校（现成都体育学院）任教，经过长期的实践，创办了运动医学系，并担任成都体育学院武术教研室主任、体育学院附属医院院长等职务。

郑怀贤不仅在成都体育学院建设以传统骨伤科为特色的运动医学基地，还为国家体委举办了两期骨伤科训练班，并亲自讲授了正骨、按摩和伤科用药经验。

郑怀贤武术教学观念表现在严谨的治学态度、诲人不倦的教学风范、传承创新的教学理念，体现了武术的文化内涵、武术的教育价值和功能，及以传承中华优秀的传统文化为目的的教育模式。

郑怀贤为武术教育事业呕心沥血，把自己的毕生精力都献给了我国的教育事业，不仅为成都体育学院增添了两朵金花，也为武术教育创造了新的环境，更为武术的全面发展提供了新的方向。

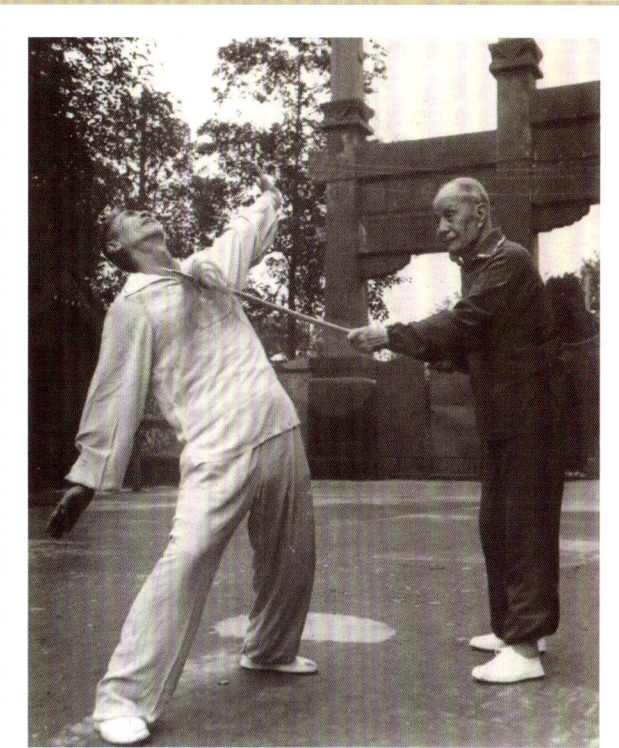

70年代，郑怀贤教授与王树田老师切磋武艺
（空手夺枪）

郑怀贤教授与习云泰老师于南郊公园演练形意拳对打

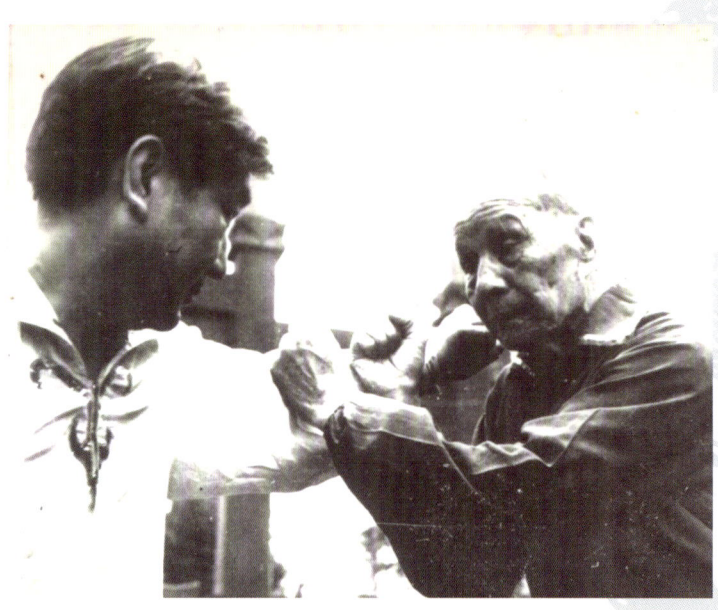

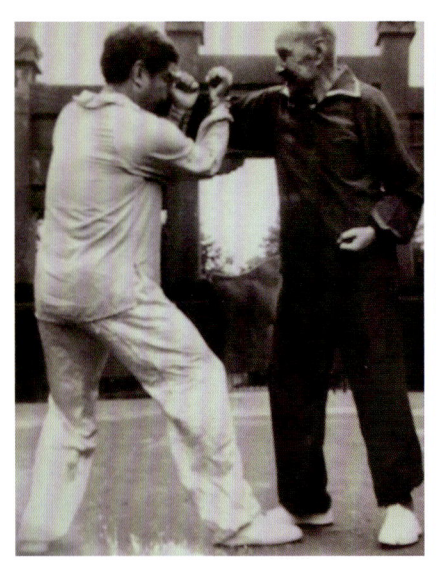 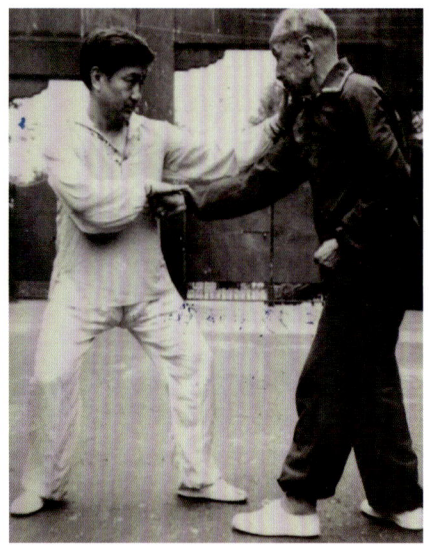 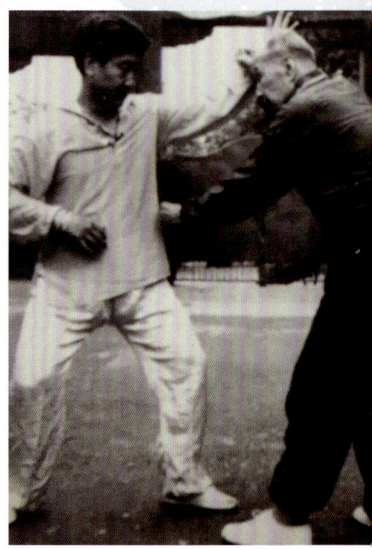

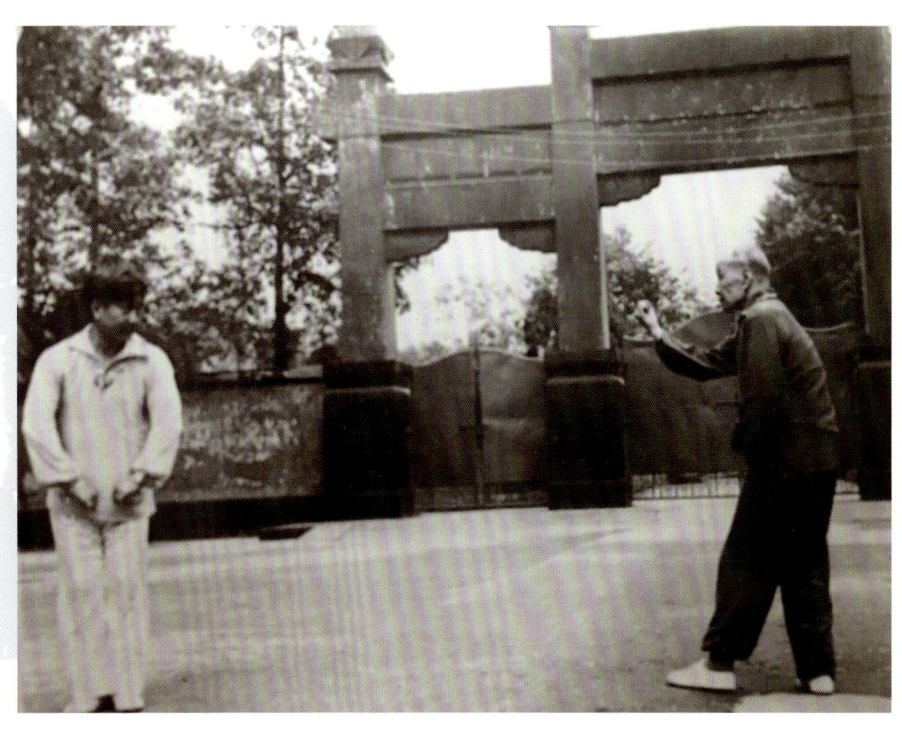

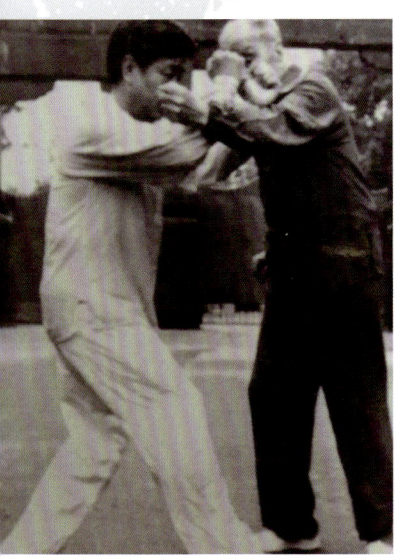
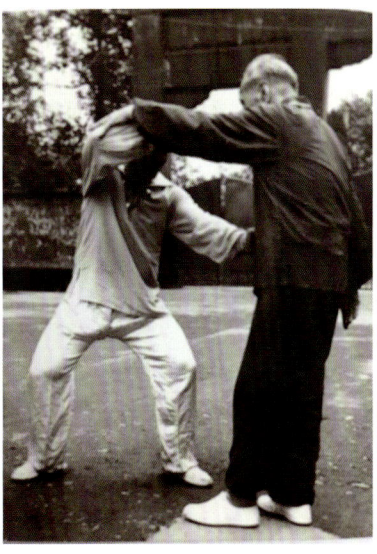
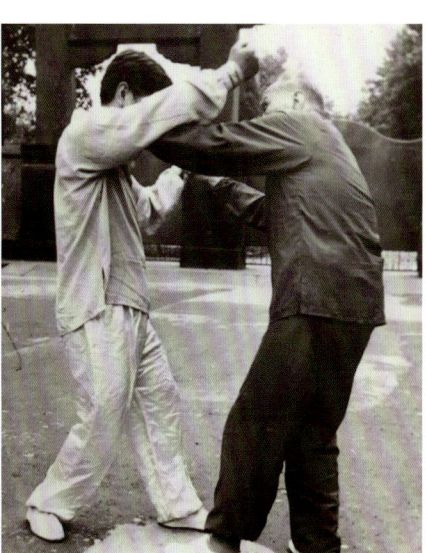

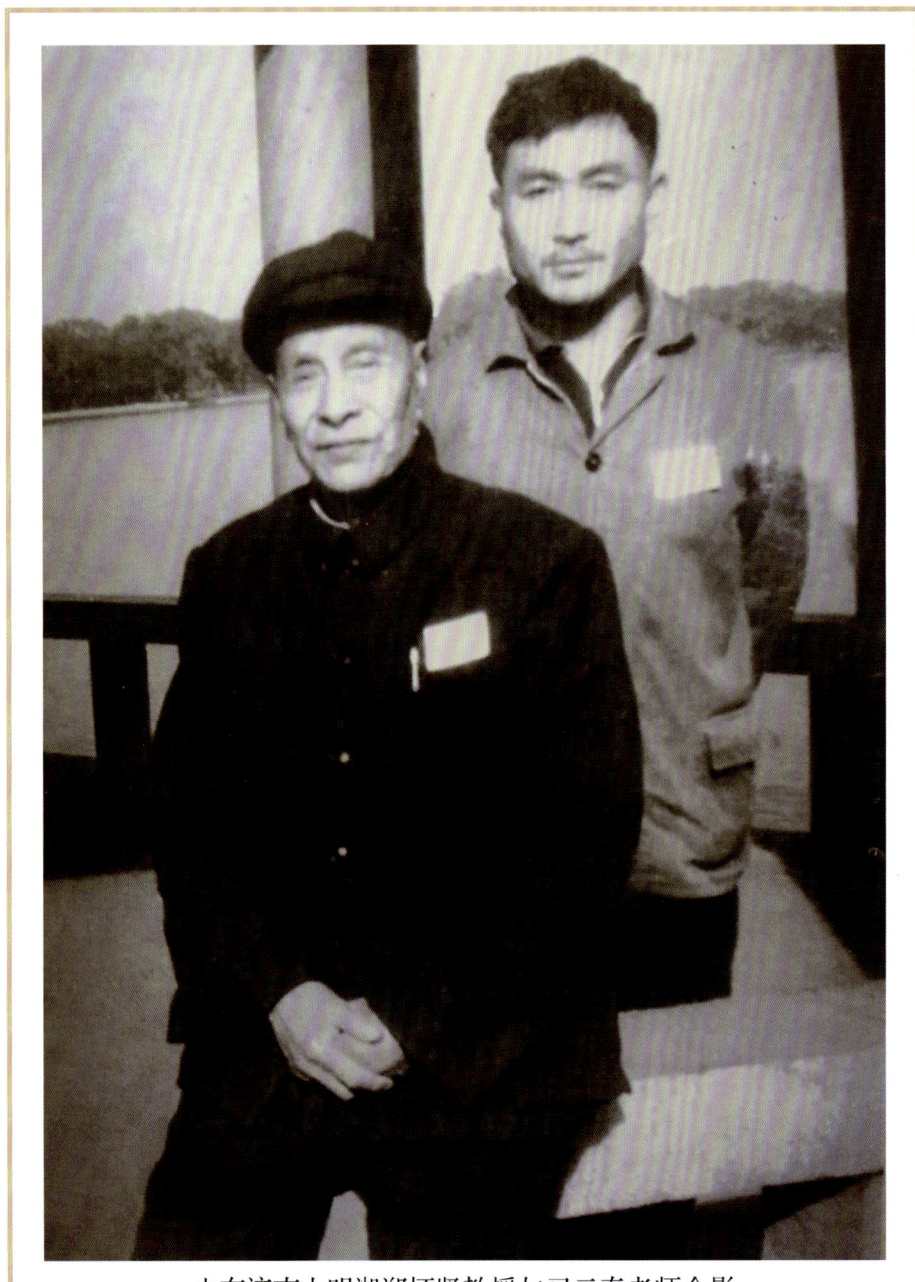

山东济南大明湖郑怀贤教授与习云泰老师合影

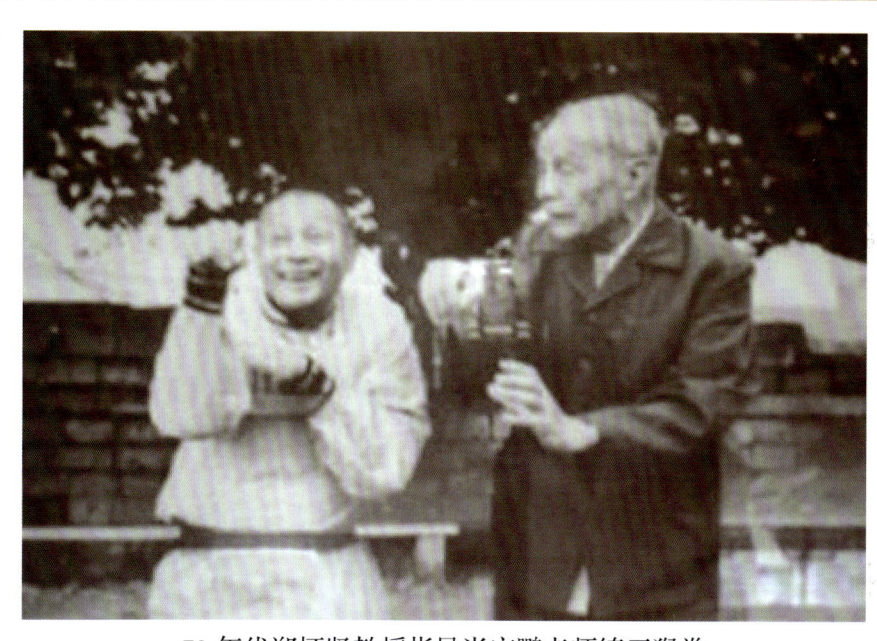

70年代郑怀贤教授指导肖应鹏老师练习猴拳

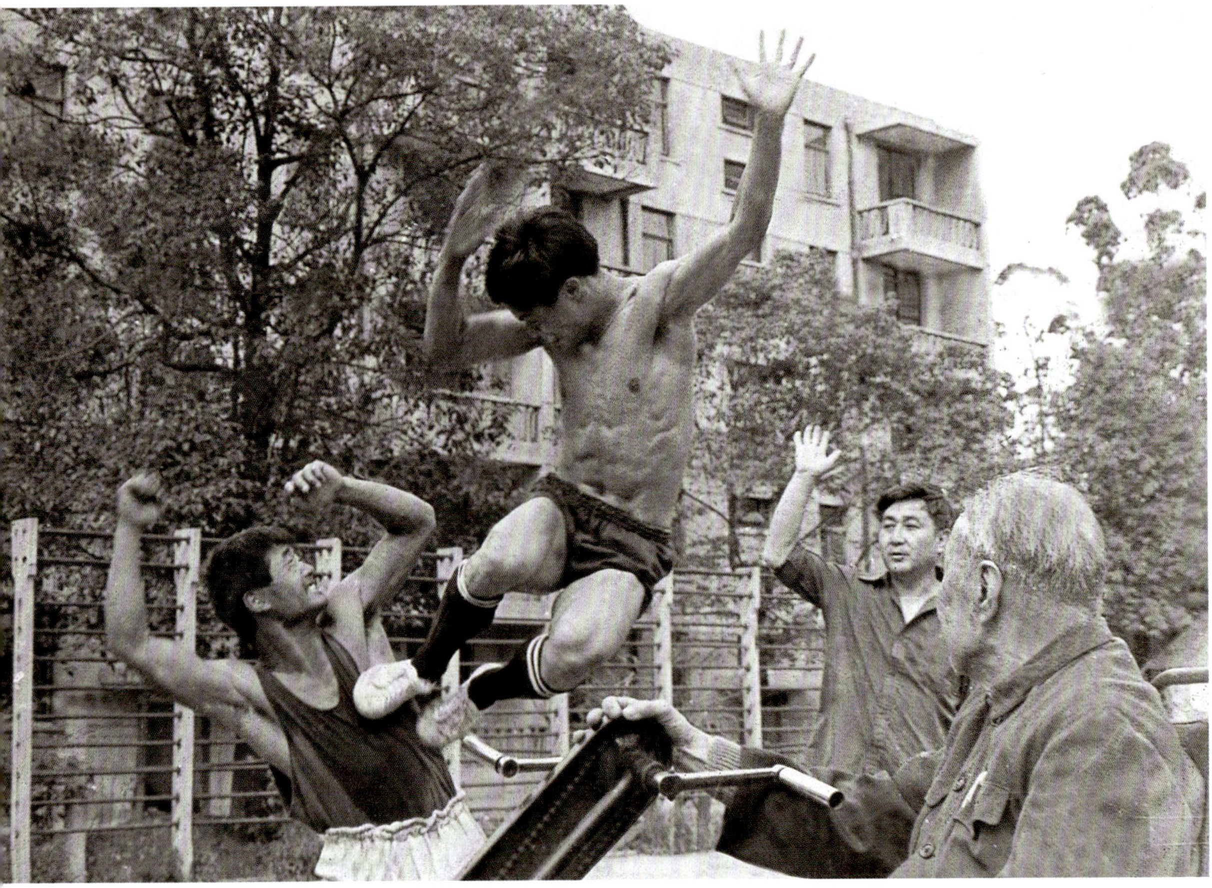

70年代郑怀贤教授指导学生训练

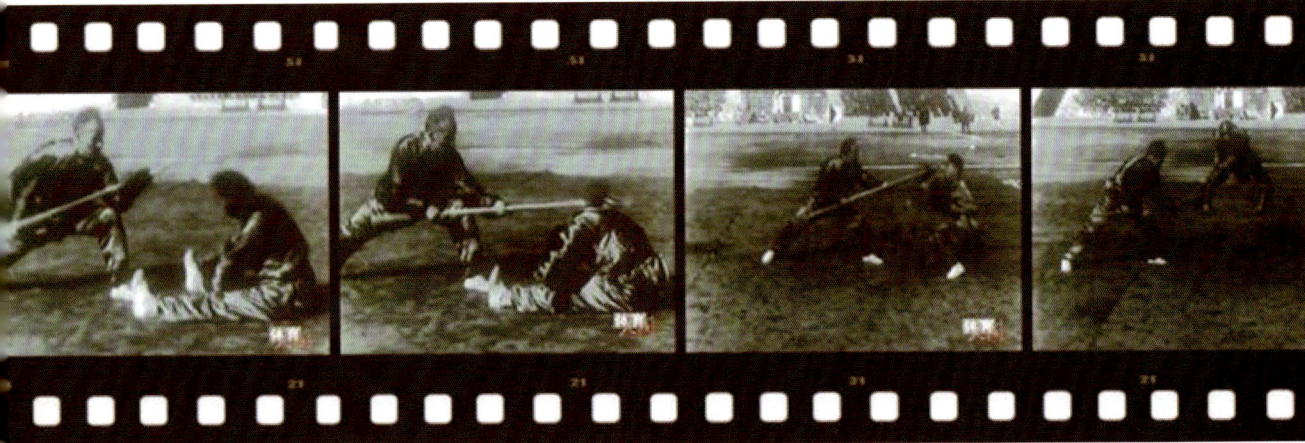

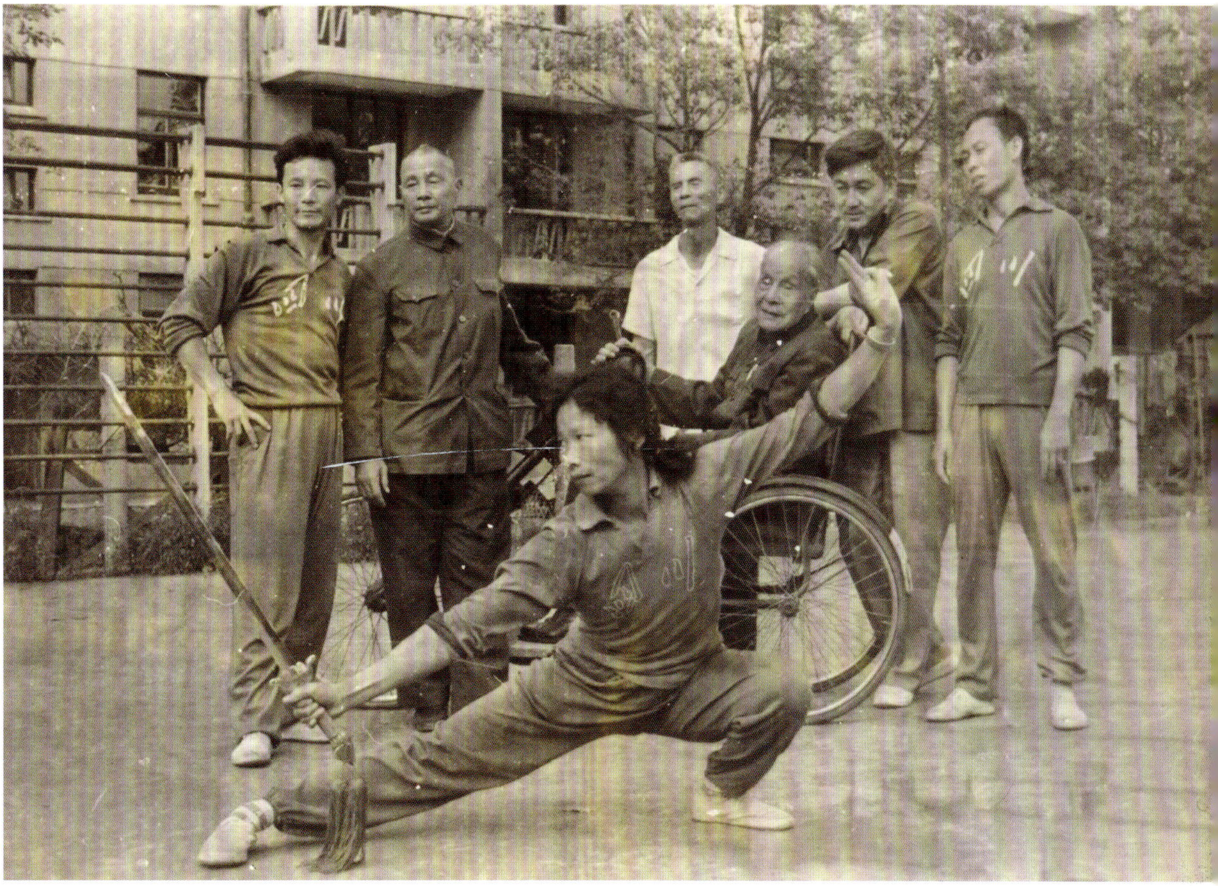

70年代郑怀贤教授指导叶道清老师练习剑术

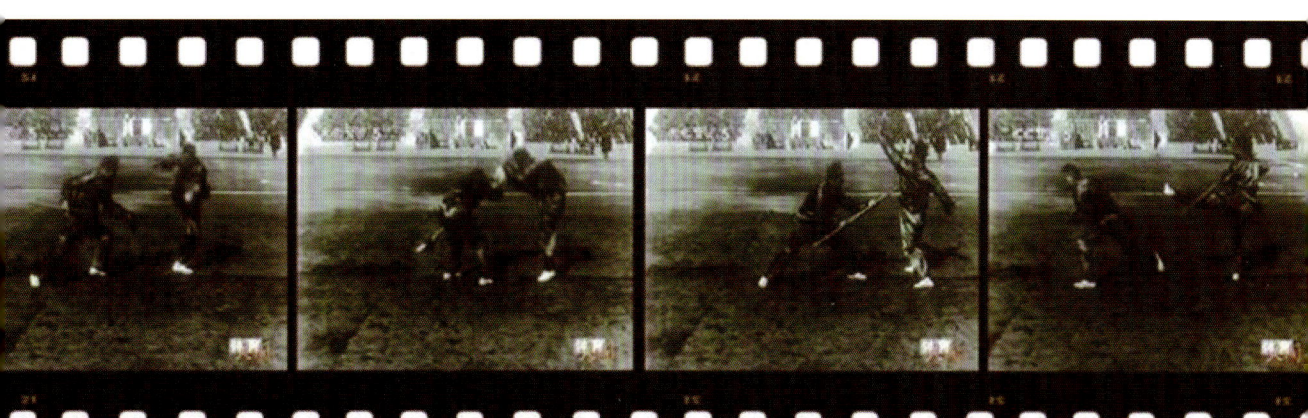

郑怀贤表演空手夺枪

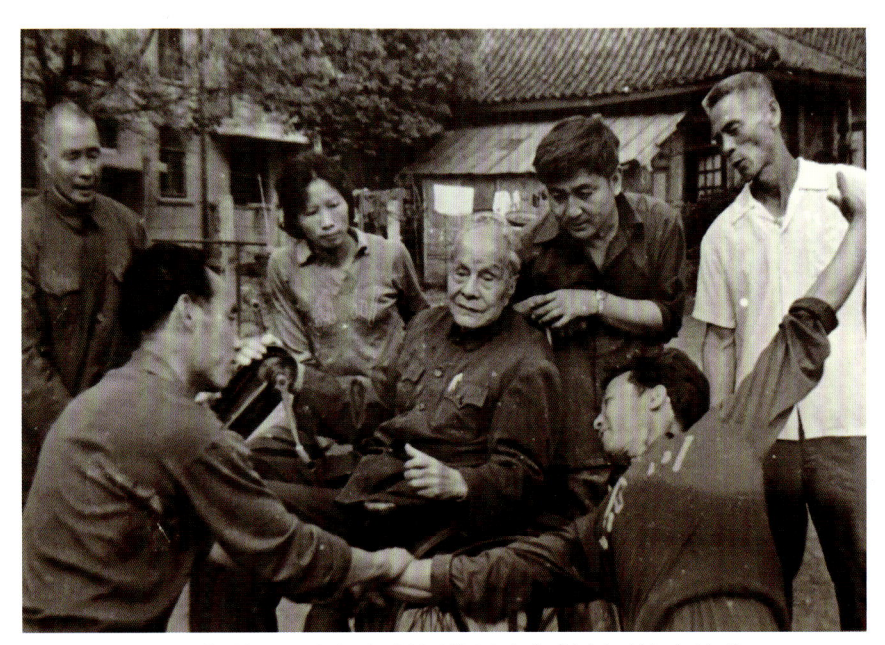

1975年前后，郑怀贤教授指导青年教师对擒拿技艺

第五篇章

音容笑貌　永驻心田

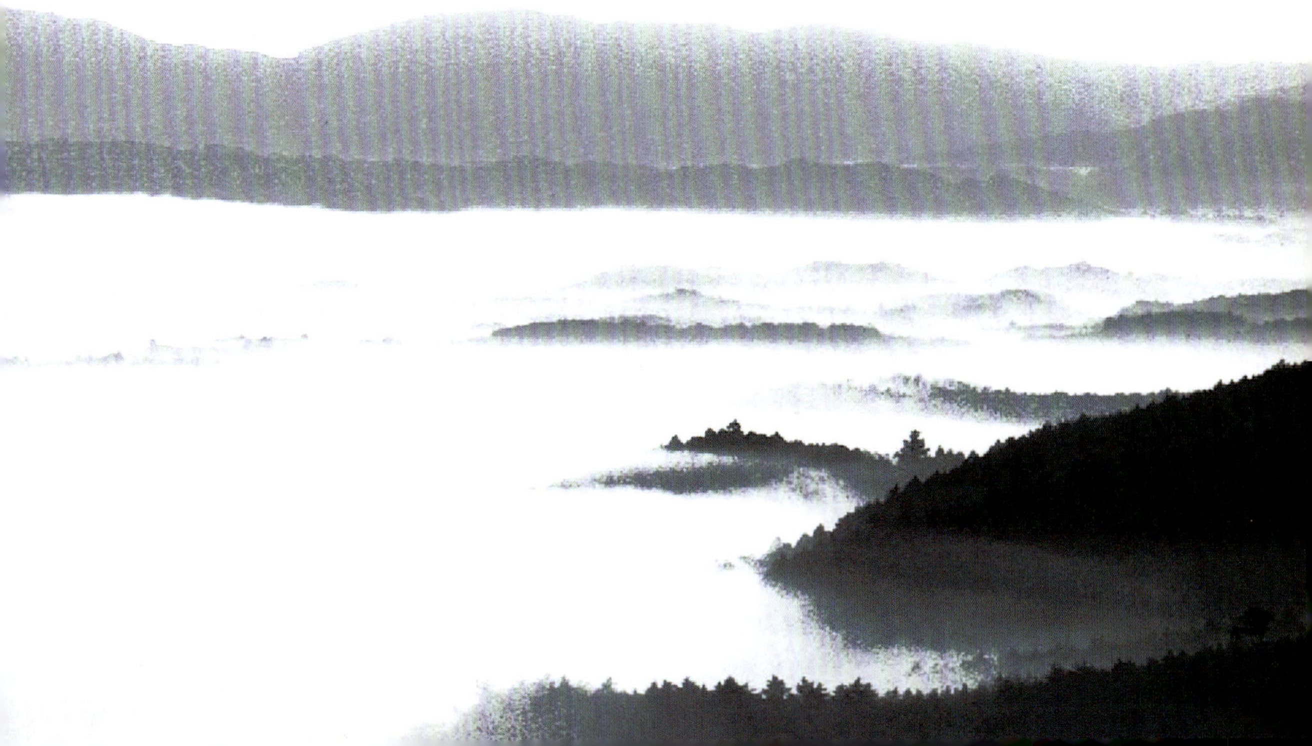

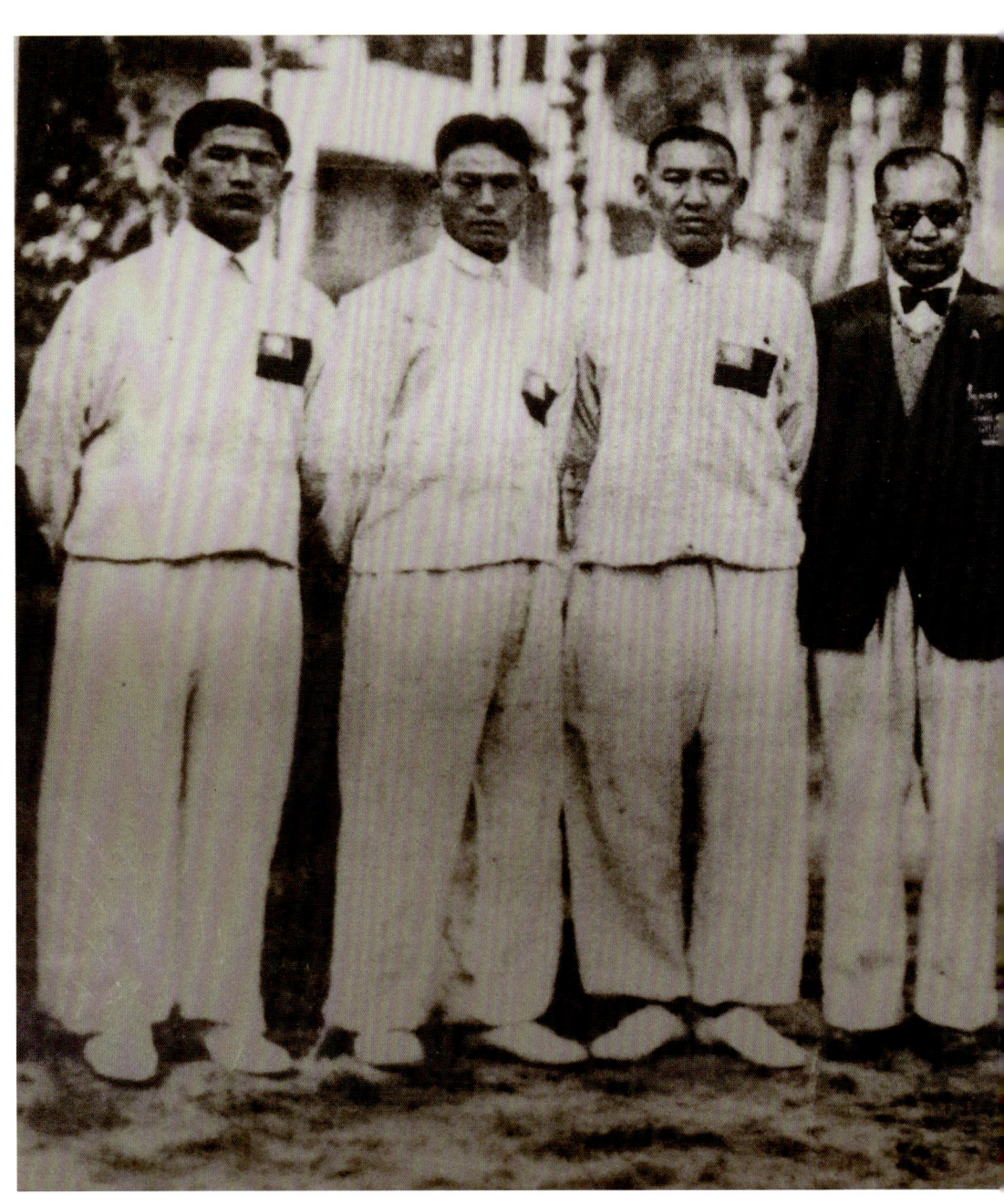

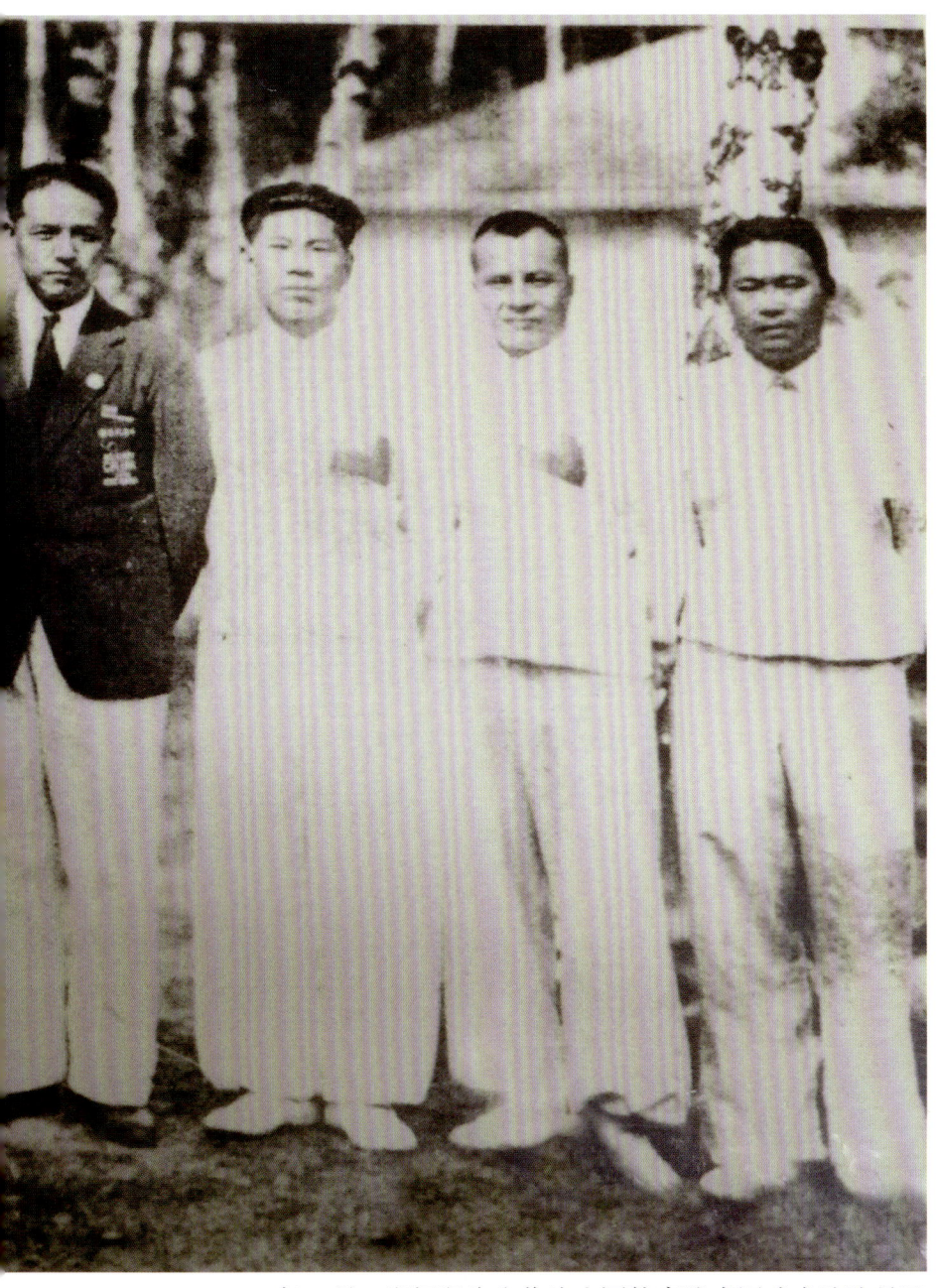

1936年6月，郑怀贤先生作为中国体育代表团武术队队员远赴德国柏林，参加第十一届奥林匹克运动会表演。中国国术队全体男队员合影（左起：张文广、金石生、寇运兴、郝铭、顾顺华、温敬铭、郑怀贤、张尔鼎）

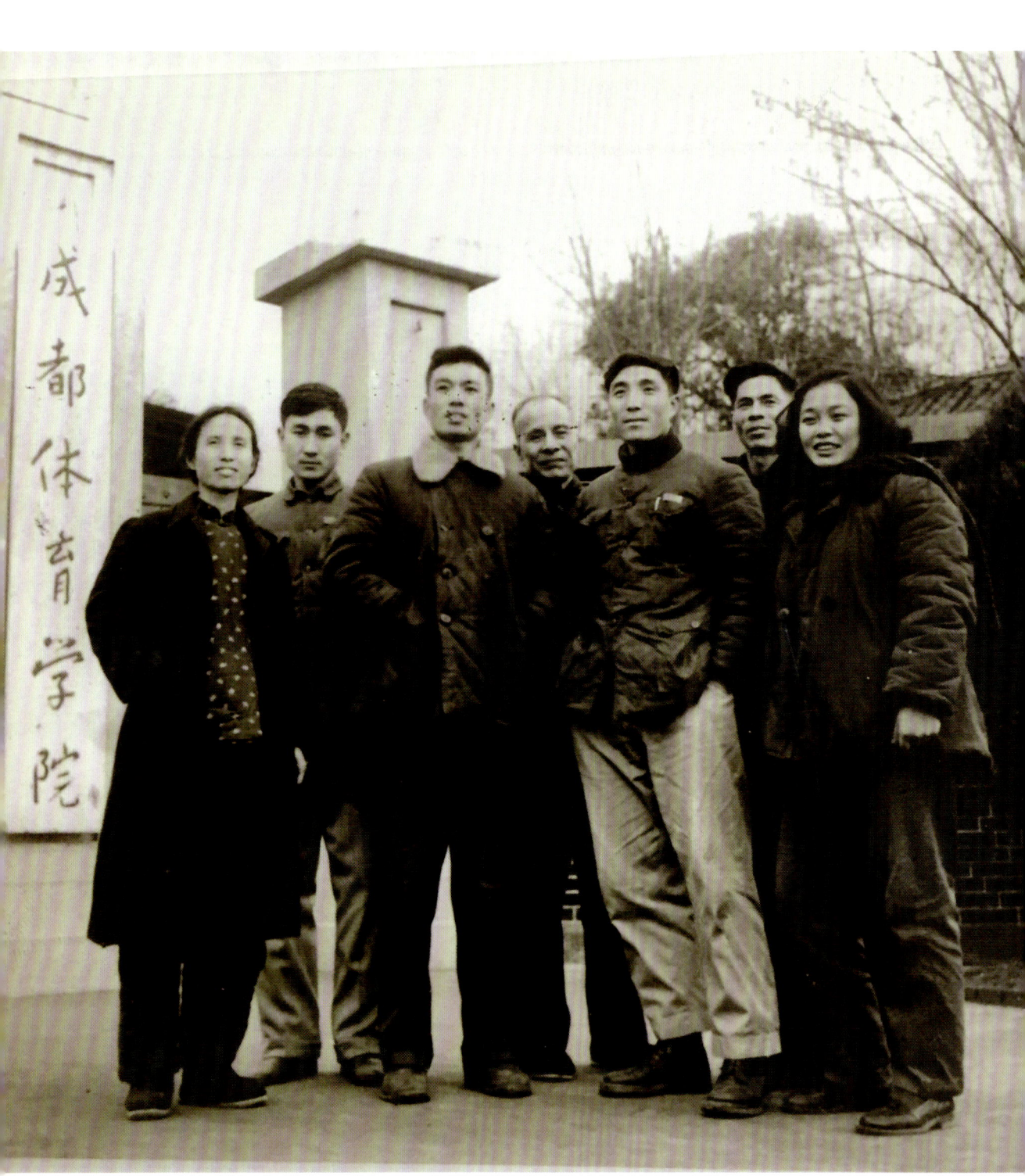

1957年成都体育学院武术第一批教师（后排左四为郑怀贤）

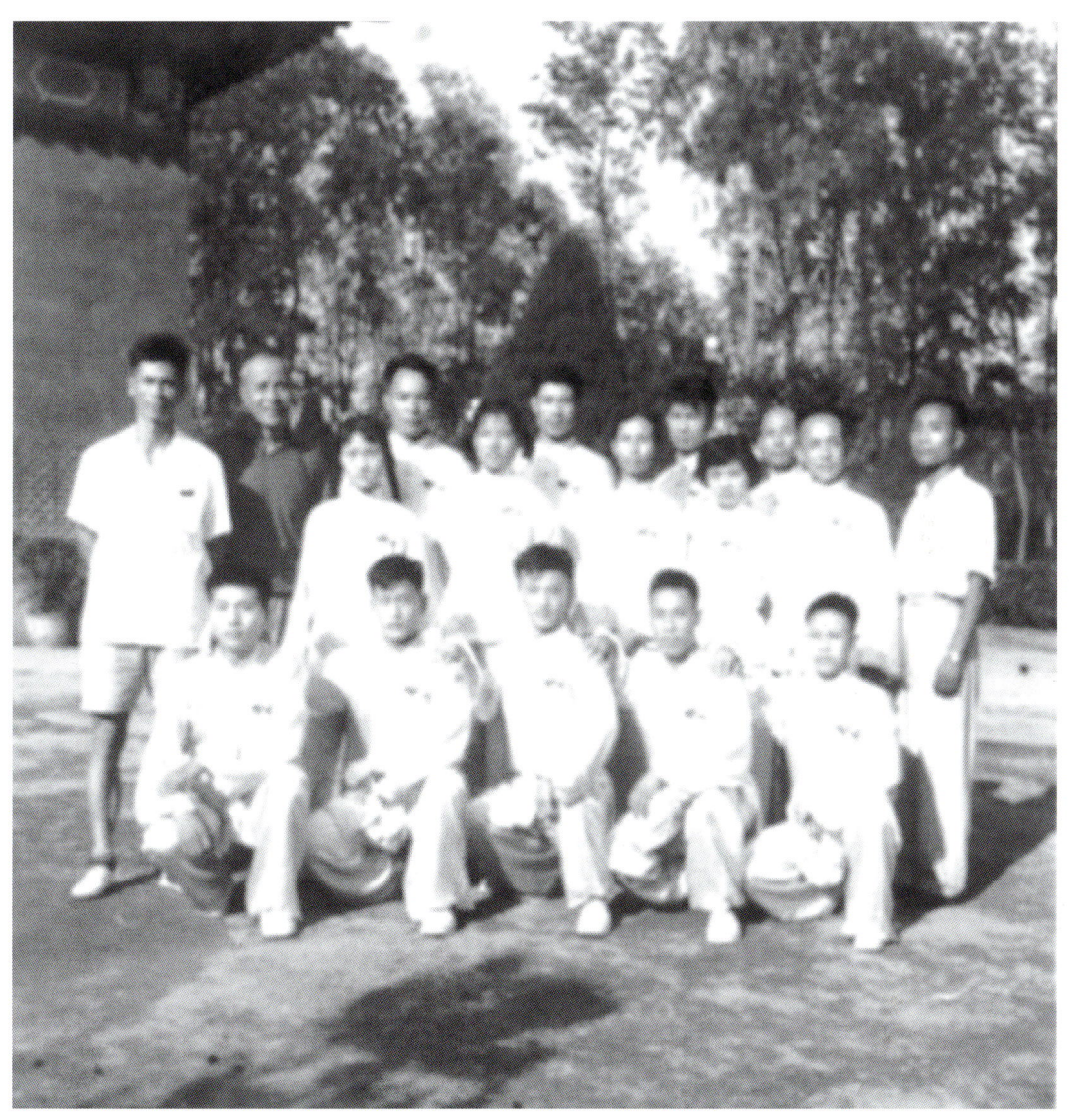
1959年为参加第一届全国体育运动会,带队老师郑怀贤与全体参赛队员合影留念

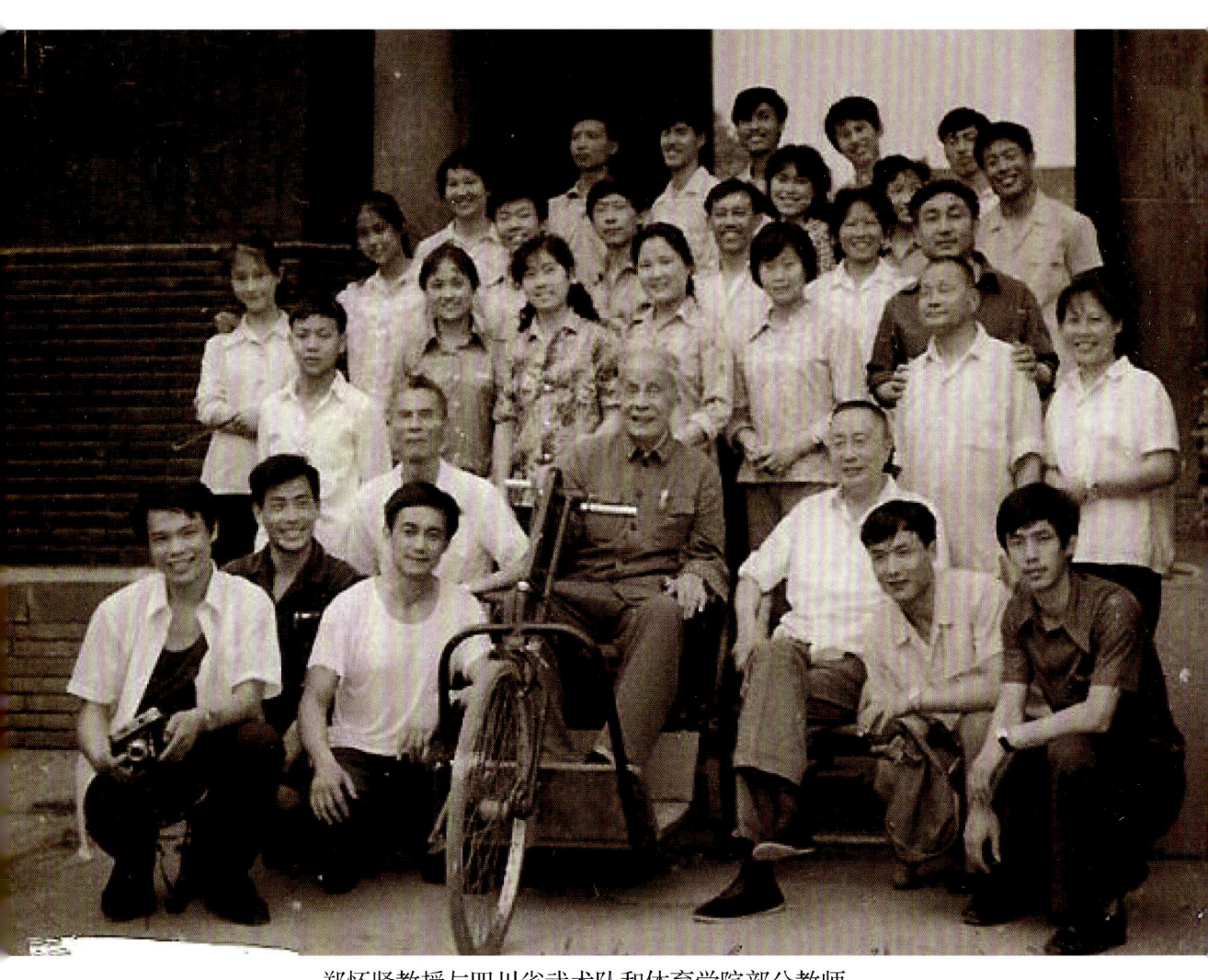

郑怀贤教授与四川省武术队和体育学院部分教师

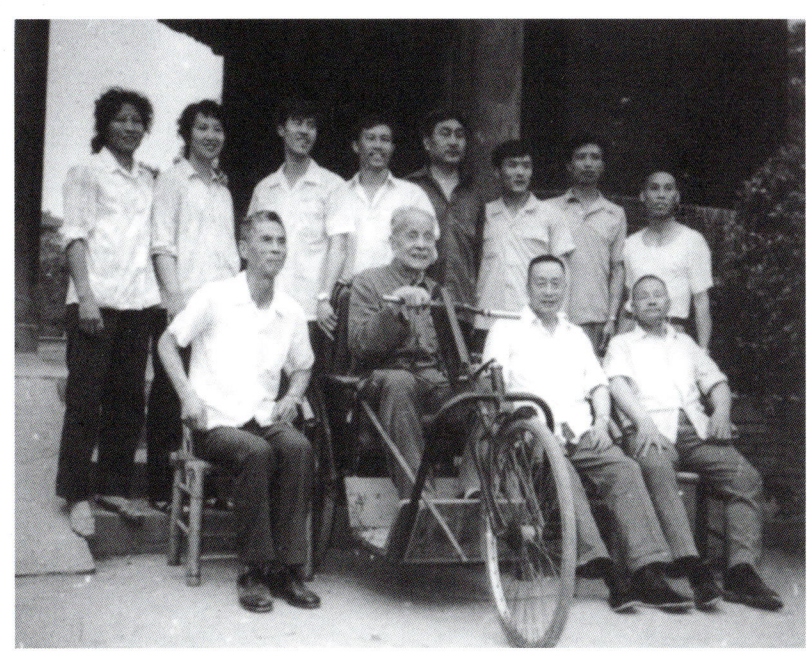

"文化大革命"后,武术系教师开会之余与坐在轮椅上的郑老合照

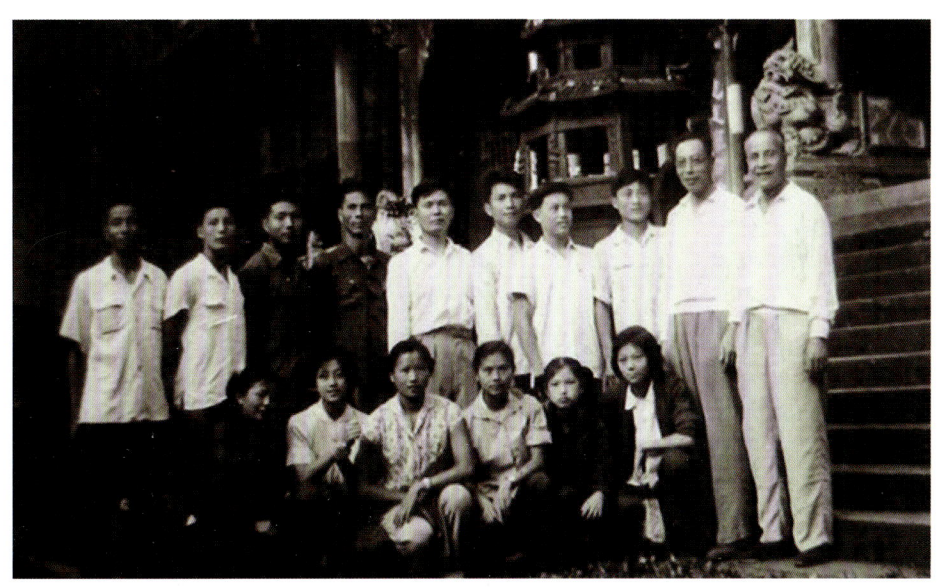

1963年郑老伤科诊疗成书组亲友团青城山度假
后左起:肖应鹏、郭洪海、邓昌立、王树田
后右起:郑怀贤
前左起:刘志凤、高丽、叶道清、李本玉、胡晓梅、高玲

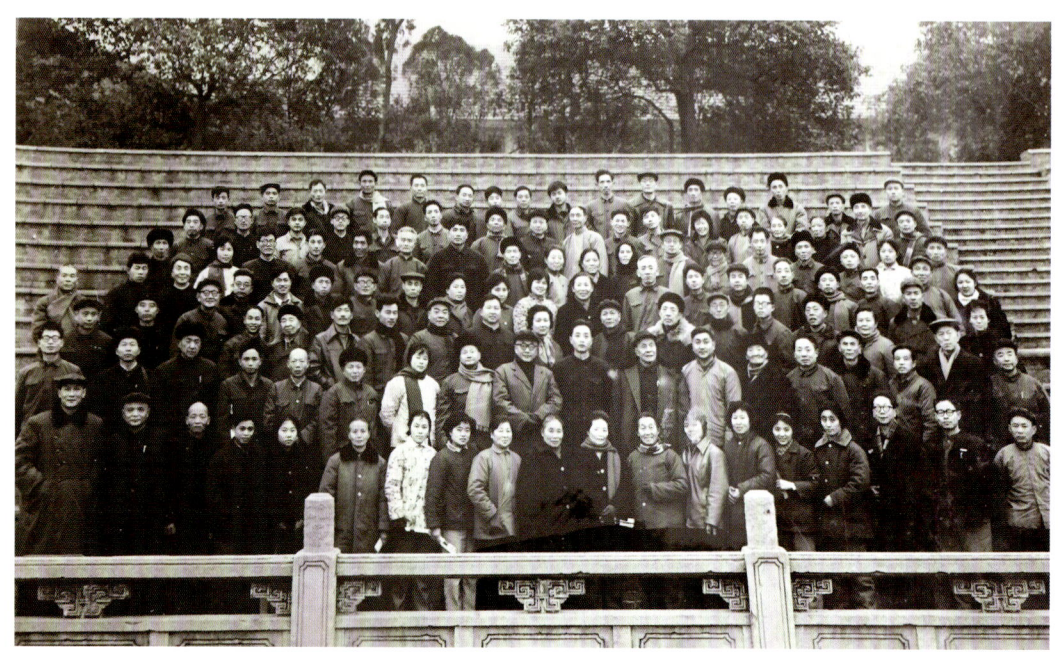

1979年，成都市武术运动协会全体工作同志合影

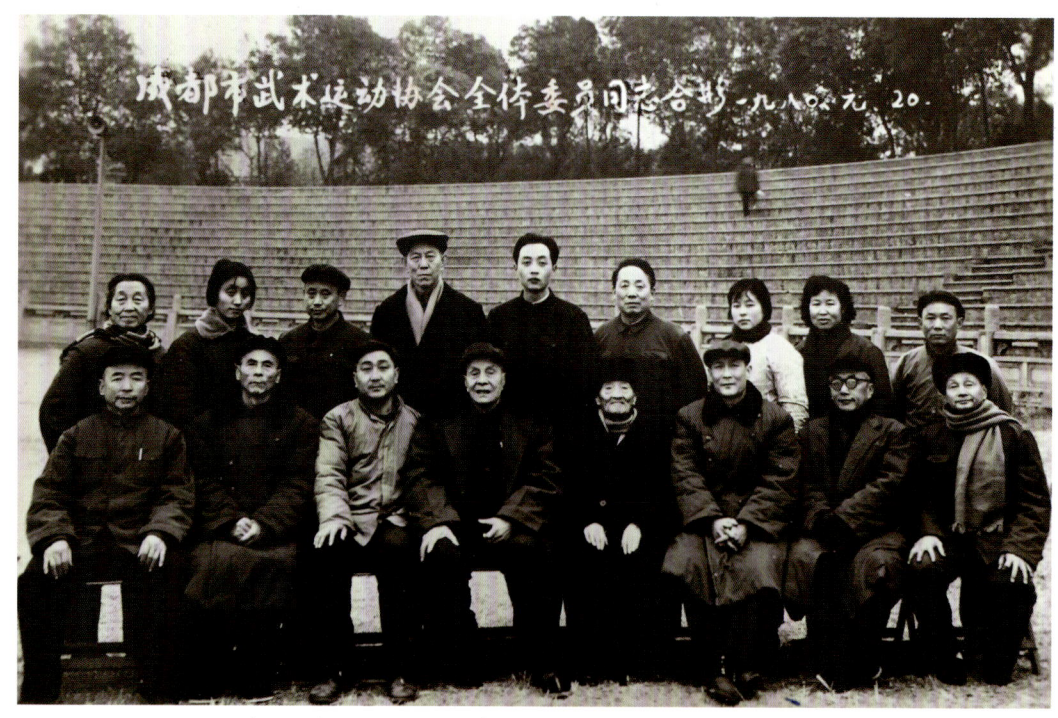

1980年1月20日，成都市武术运动协会全体委员同志合影

成都体育学院重竞技教研室全体教师合影

第一排左起：肖应鹏、王树田、李毅立、郑怀贤、贾复兴（书记）、兰素贞、粟子宜、邹德发、曾庆业（击剑）；

第二排左起：杨世杰、胡元培、邓维国、李本玉（击剑）、叶道清、习云泰（拳击）、向明昆（摔跤）、杨光贵（举重）、邓昌立

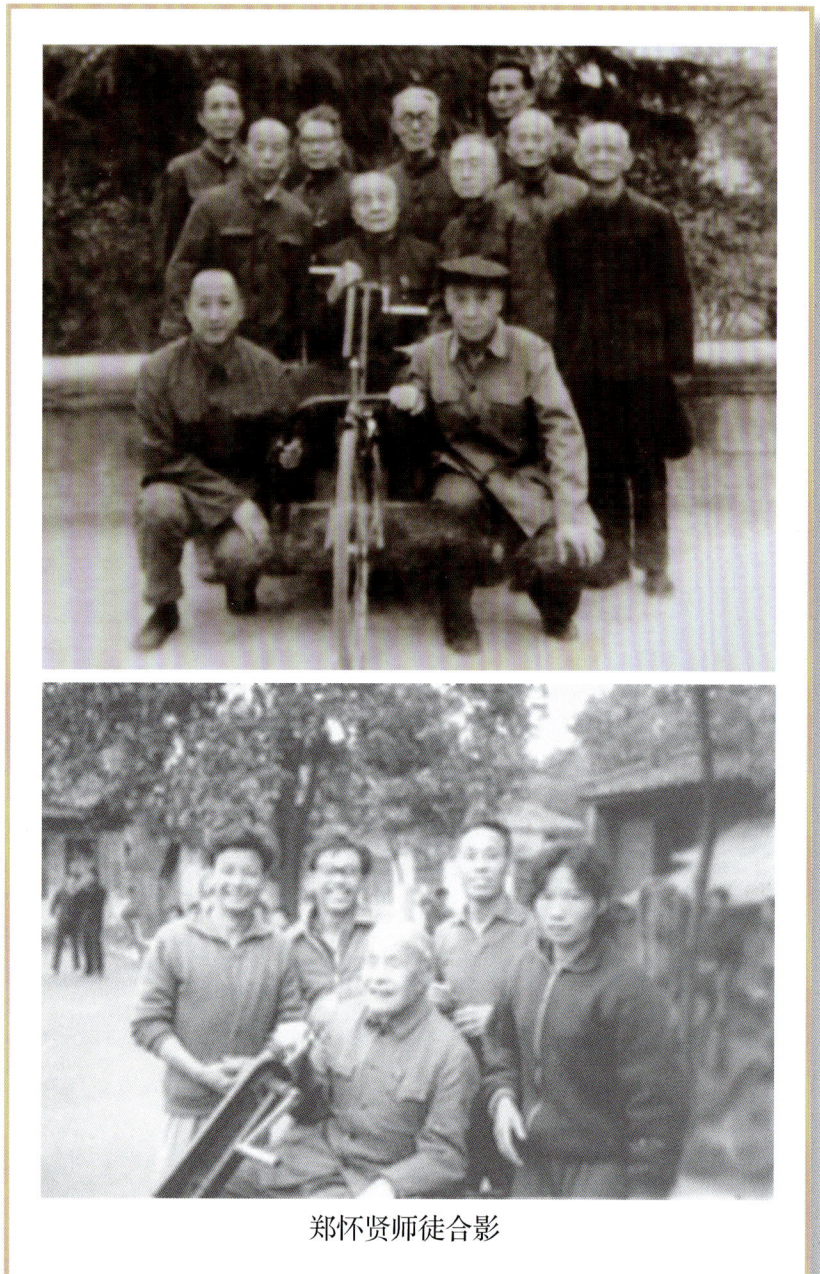

郑怀贤师徒合影

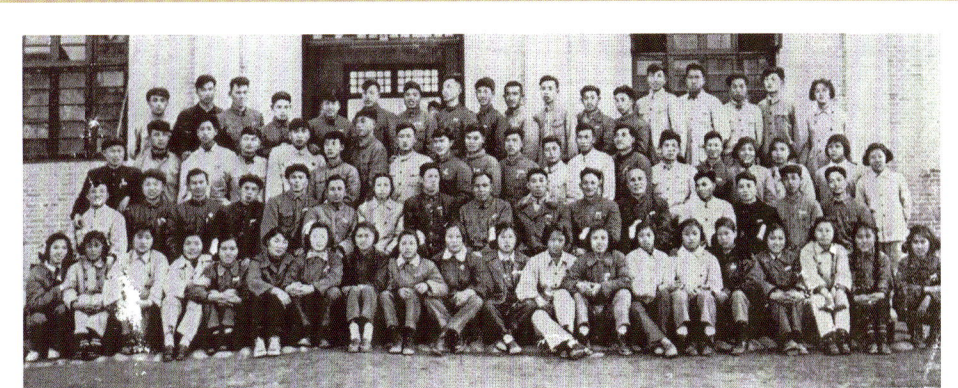

1955年4月，西南体育学院（今成都体育学院）体操、武术队去雅安表演纪念（第二排右五为郑怀贤）

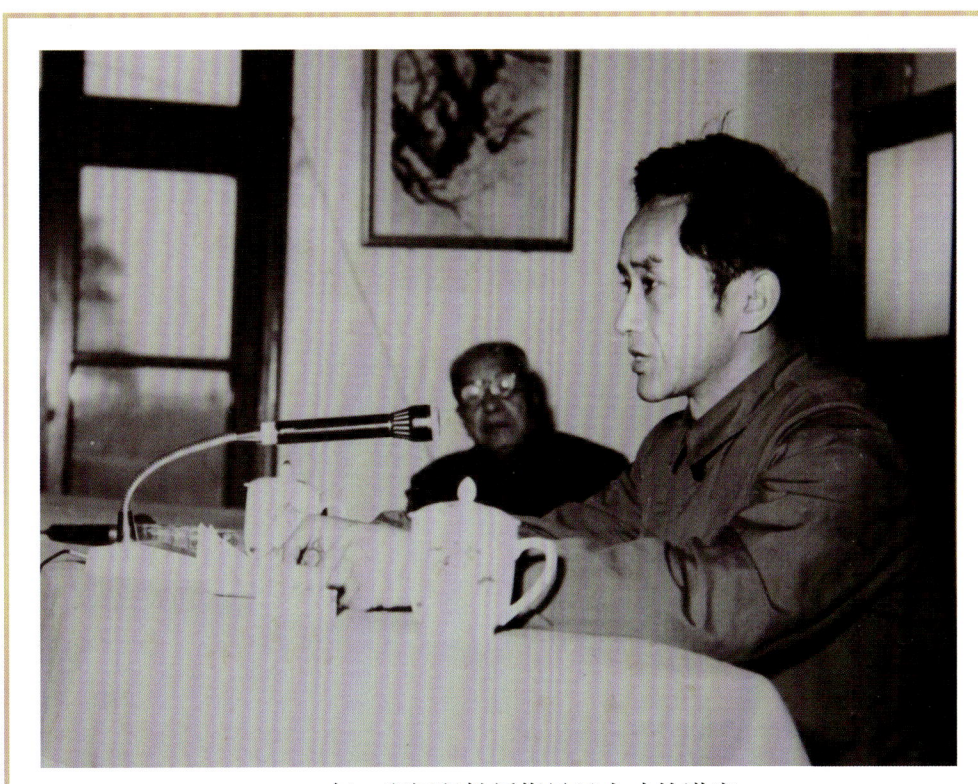

1963年，郑怀贤教授指导吴大才的讲座

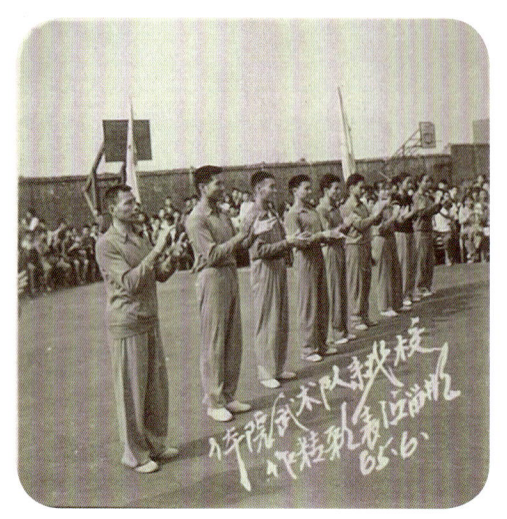
1965年第二届全运会前体院武术队下基层表演留影

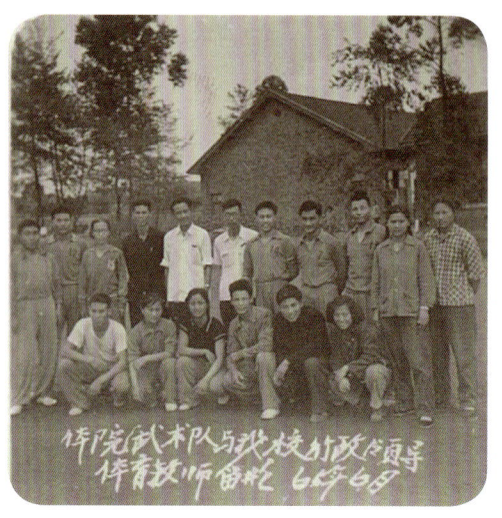
1965年体院武术队与学校领导合影

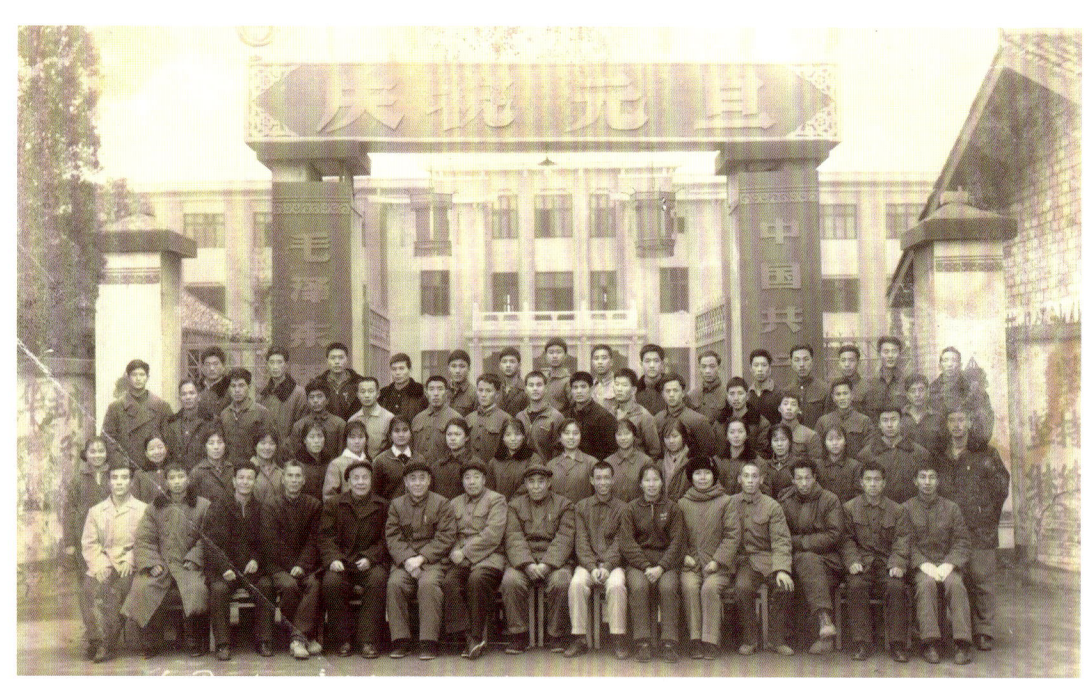
1978年全国少儿业余体校武术教练员训练班第1期结业纪念

（第一排左起第四为王树田，第五为郑怀贤）

漫眼看历史
中华文化遗产图画书

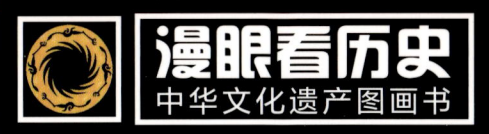

金沙古国

编写／成都金沙遗址博物馆 刘 可 绘画／刘 可

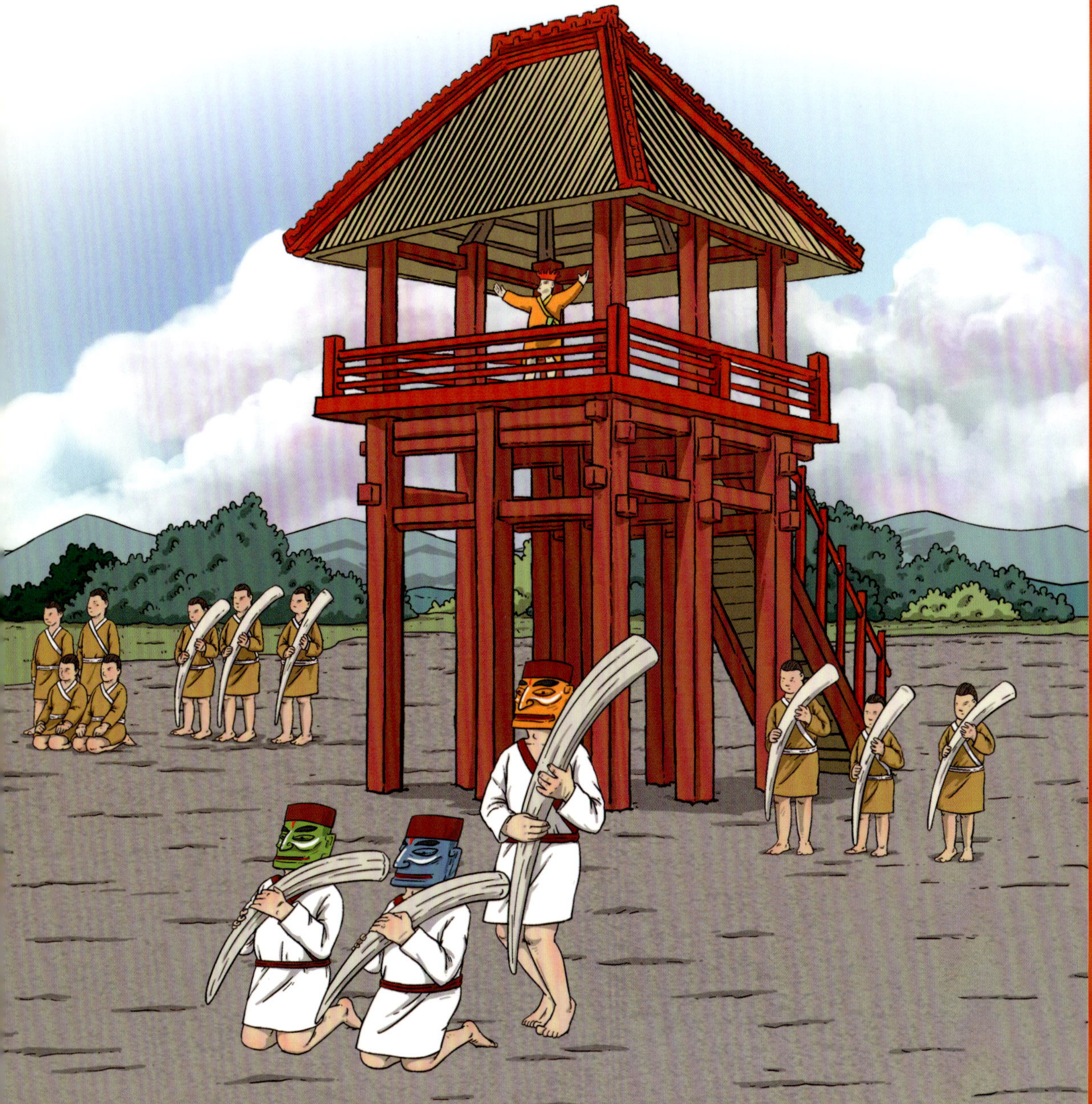

四川少年儿童出版社

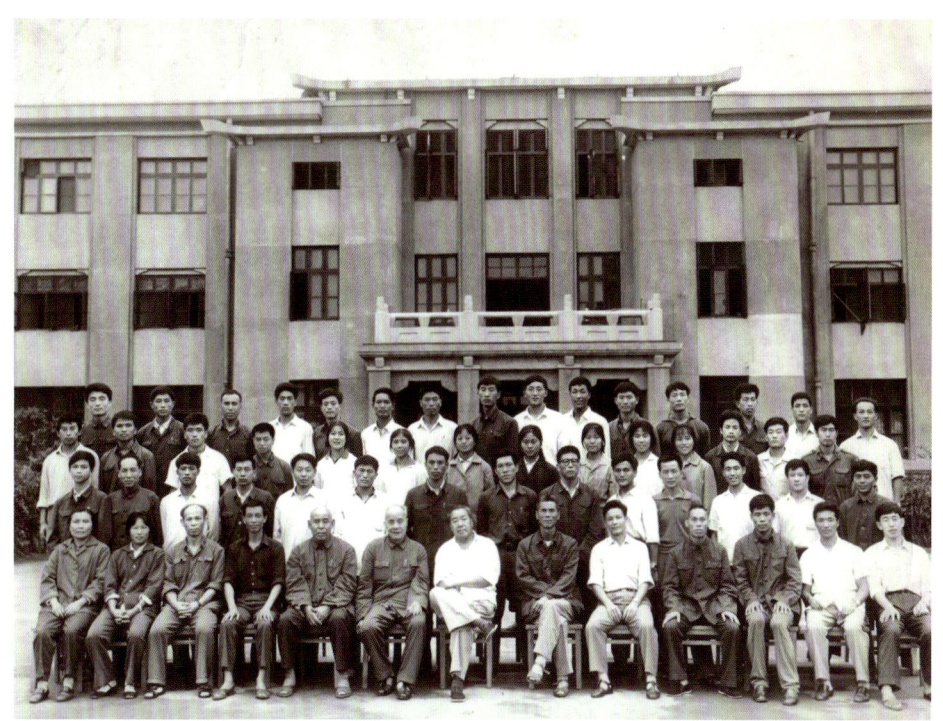

1978年全国少儿业余体校武术教练员训练班第2期结业纪念

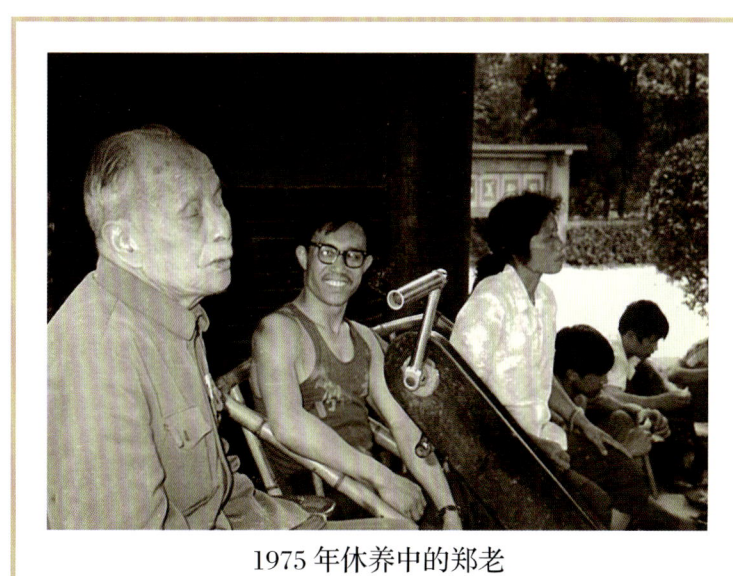

1975年休养中的郑老

郑老年轻时曾对妻子说:"曾经沧海难为水,除却巫山不是云。取次花丛懒回顾,半缘修道半缘君。"郑怀贤与妻子一生伉俪情深,相濡以沫,但只有在晚年才有寥寥几张合影。

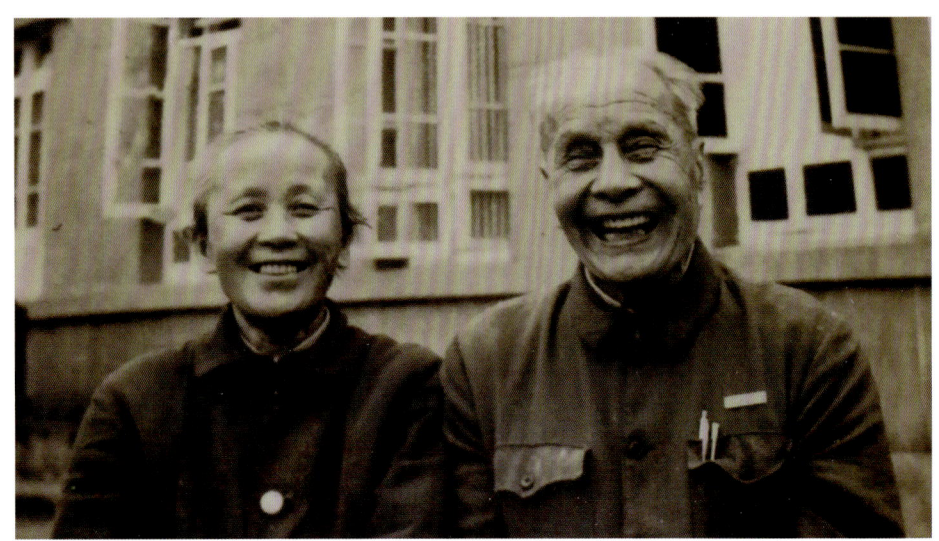

郑怀贤夫妻照

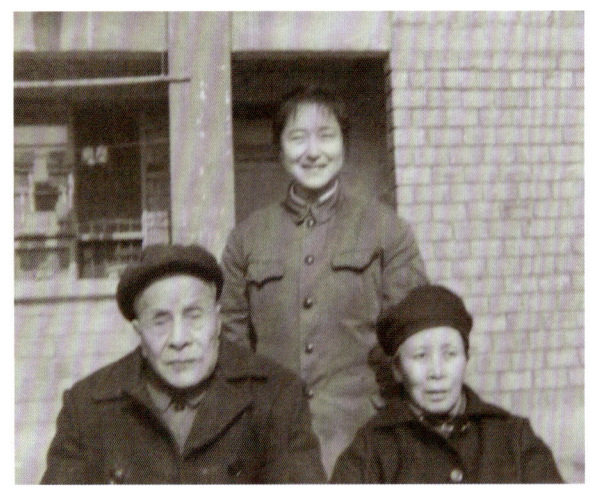

郑怀贤夫妇与学生合影

第六篇章

严师巍峨　高徒屹立

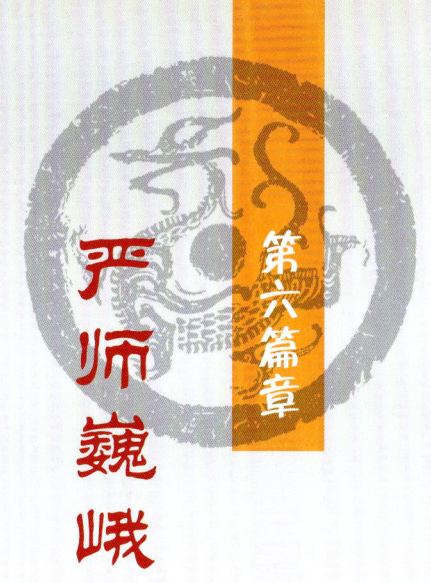

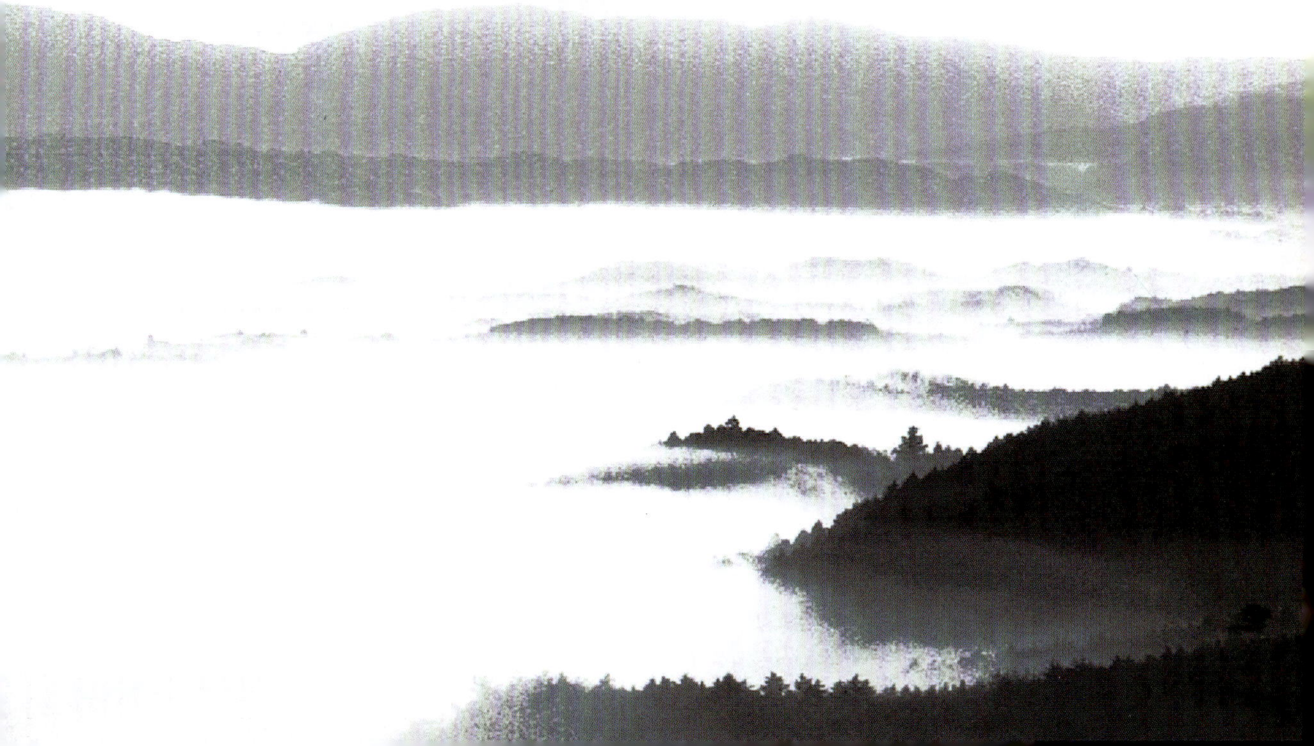

王树田
Wang Shutian

王树田（1918—2005），祖籍河北定兴县王家庄，人称湖南"小黑虎"。五岁离家，随父亲王玉山赴上海谋生，在上海先施公司游乐场从师于（表兄）朱国福先生学习形意拳、摔跤、搏击术，为朱国福先生"八大弟子"之一。

1933年王树田到湖南长沙国民革命军第四路军军事训练处深造，同时跟随朱国桢学习散打搏击，又于人称"花蝴蝶"的摔跤大师常东升先生处学习保定快跤，还从林存森先生那里学习六合通臂拳；同时兼任"湖南省国术馆"师范班国术教官。1935年，湖南长沙举行的华南数省国术比赛中，其在擂台上力克群雄，荣获搏击比赛第一名，摔跤第二名，被武林界誉为湖南"小黑虎"。1939年入四川受聘于成都空军机械学校任国术教官，并参加"新生国术队"在成都与郑怀贤先生配对表演"空手夺枪"，受到武林界同仁的高度评价和赞赏。

中华人民共和国成立后，王树田担任成都体育专业学校武术教师兼教研组主任。成都体育学院成立后，一直担任武术教学工作。1953年代表西南地区参加在天津举行的"全国民族形式体育表演及竞赛大会"，荣获一等奖。并被邀请到北京中南海怀仁堂为中国国家领导人作汇报表演，受到朱德、周恩来、贺龙等的高度赞赏和好评。1979年广西南宁举行的"全国武术观摩交流大会"上荣获优秀奖。1982年12月应邀参加在北京举行的"全国武术工作会议"。1985年荣获国家体委颁发的"中国体育开拓者奖"金质奖章。1988年中国国际武术节荣获"中国武术贡献奖"。1996年被国家体育总局武术运动管理中心评为"中华武林百杰"，授予中国武术段位制八段。历任中国武术协会委员、四川省武术协会副主席、成都市武术协会主席、四川省武术队主教练、四川省摔跤队主教练、四川省武术馆总教练，以及成都体育学院武术教授、院务委员、武术教研组主任、武术系副主任。

王树田先生精通形意拳、八卦掌、太极拳、八极拳、查拳、通臂、劈挂、翻子、擒拿、摔跤、劈刺等多种拳术，其传承明朗、技艺精湛、功夫纯正，成都体育学院授予"一代宗师"横匾。有《形意连环拳》《形意对打》《八卦散手刀》《八卦龙形剑》《八卦连环掌》《八极拳》《六路弹腿》《六合通臂》《对擒拿》等著作至今流传于世。

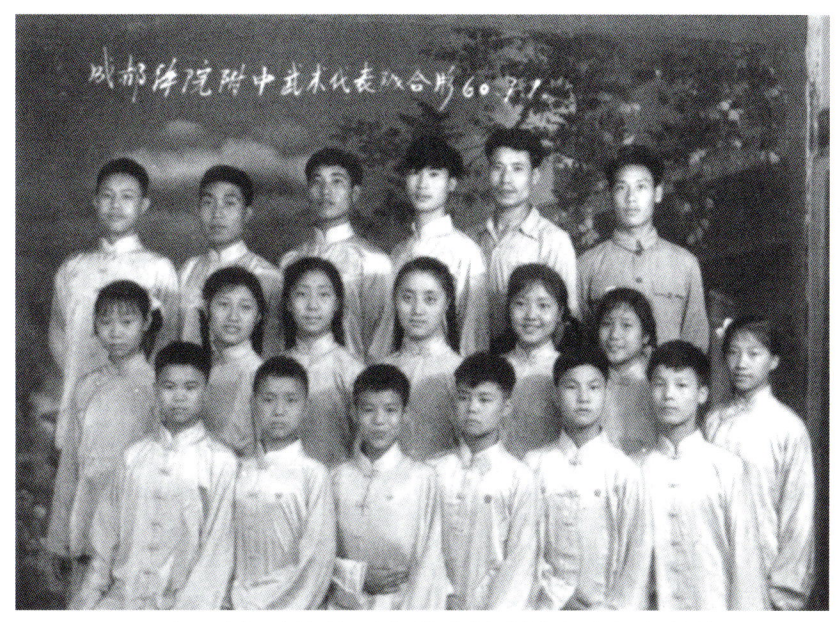

1960年王树田教授与成都体育学院附中武术队合影

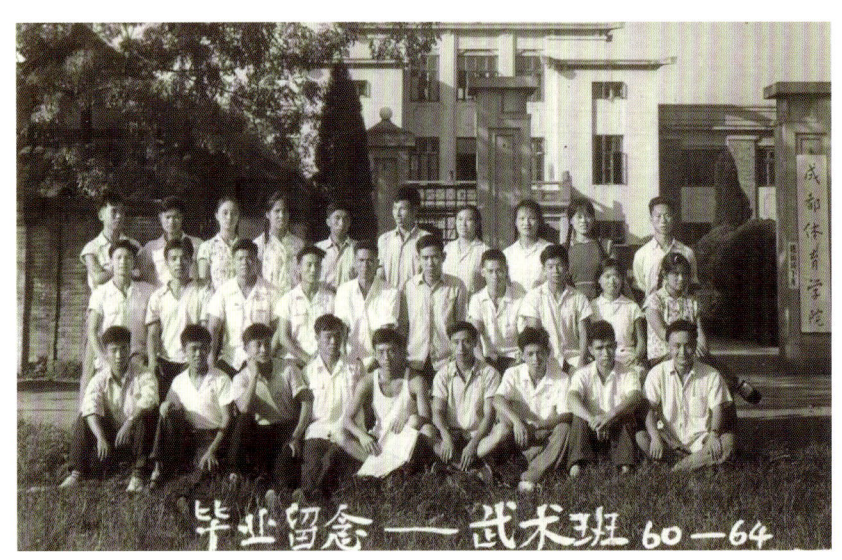

成都体育学院武术系 60 级学生与王树田老师合影

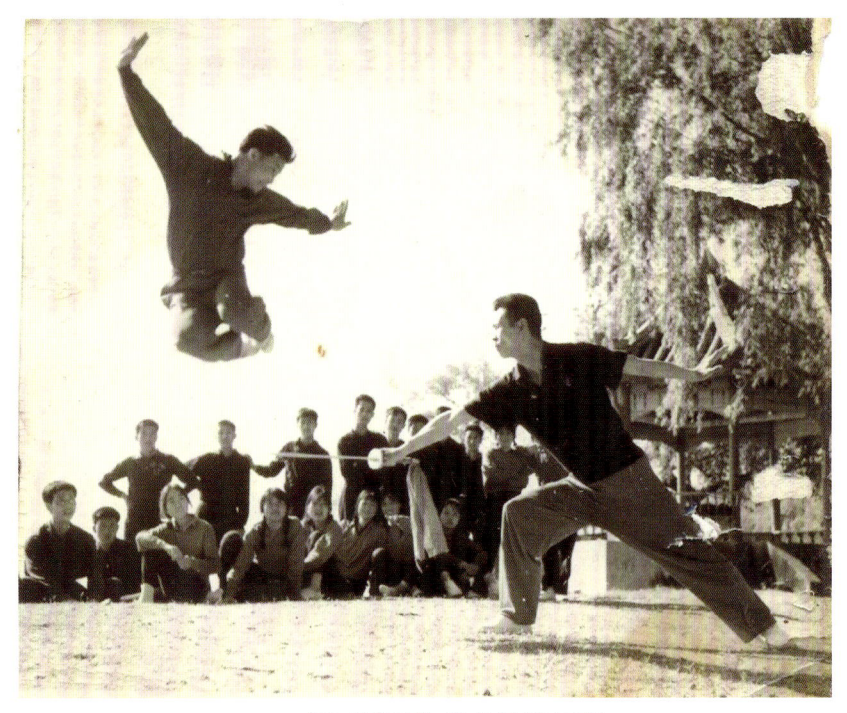

1973 年王树田作武术教学示范

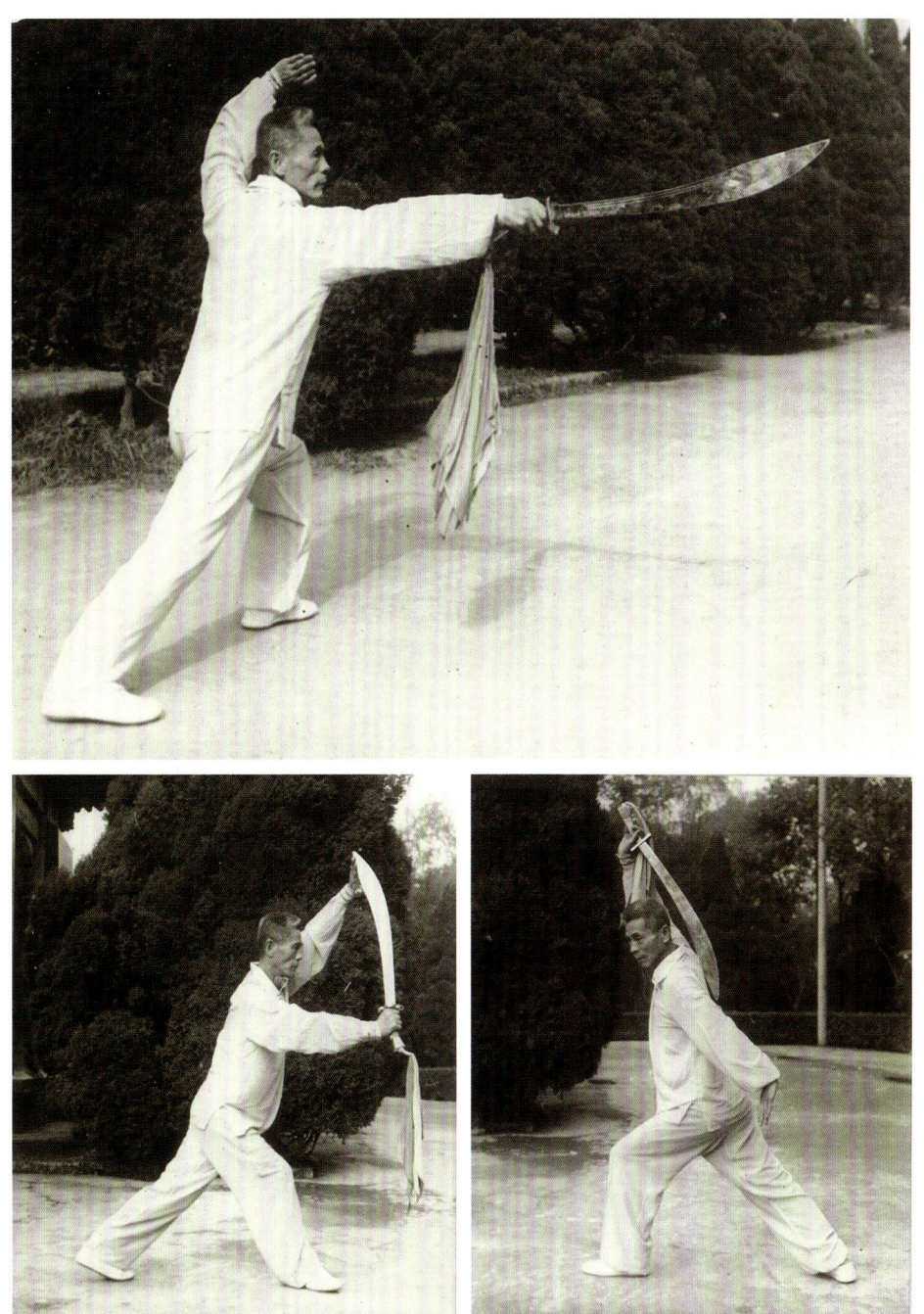

1970年王树田于南郊公园练习八卦散手刀

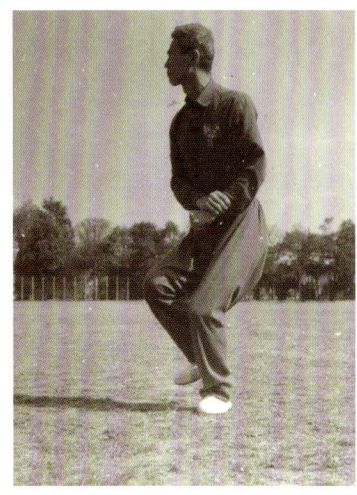
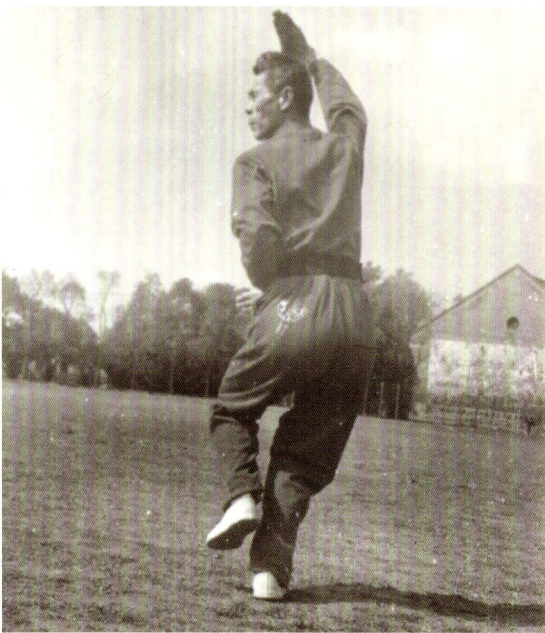
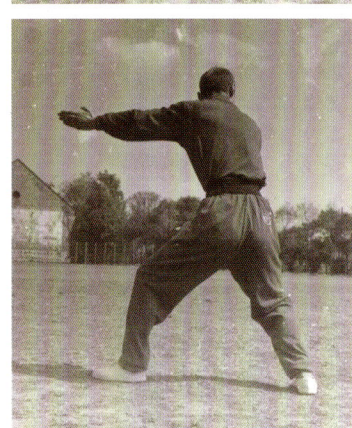
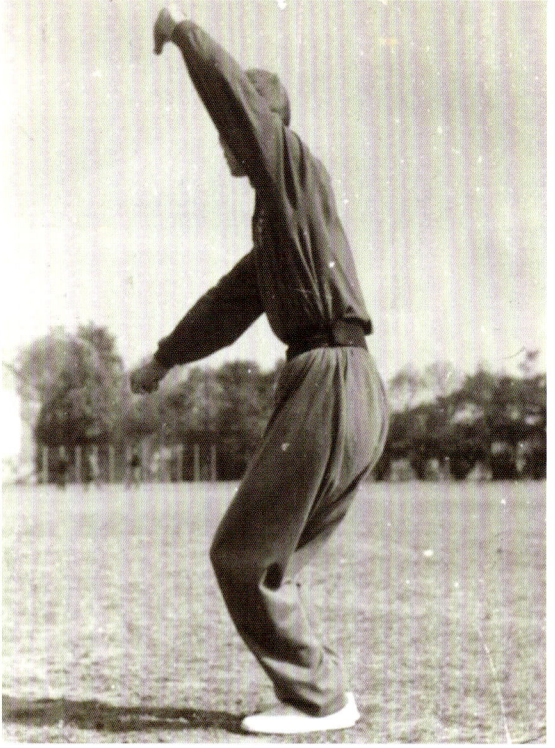
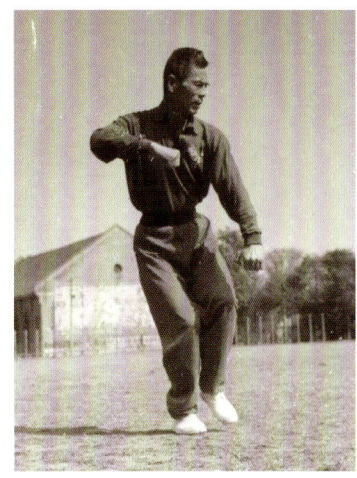

王树田于成都体育学院操场习练八极拳

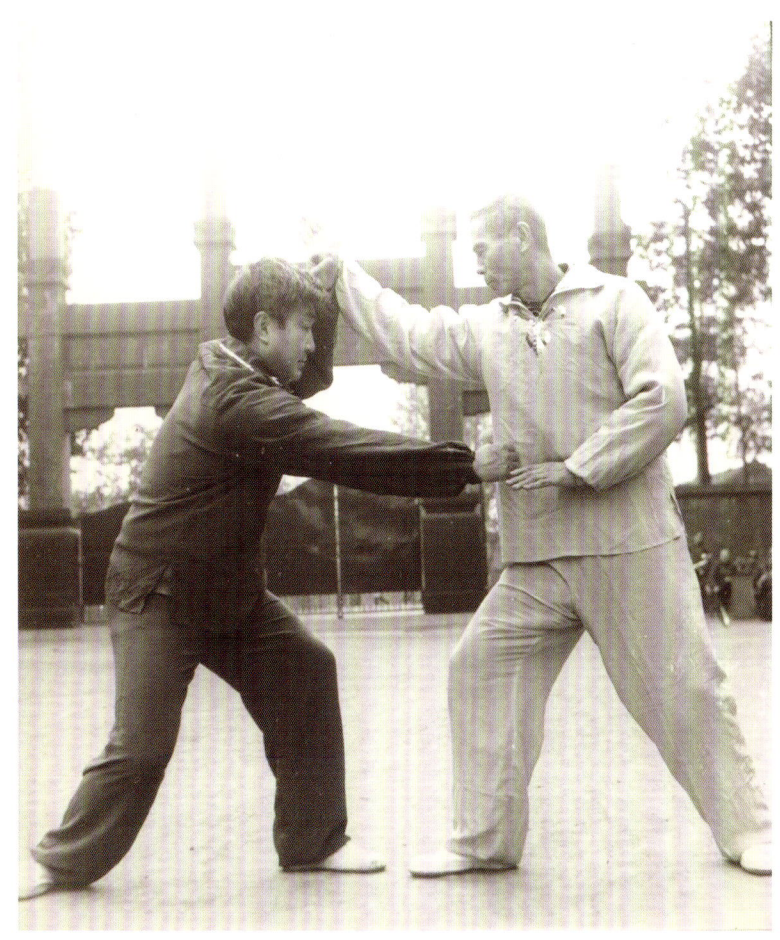

王树田与习云泰切磋武艺

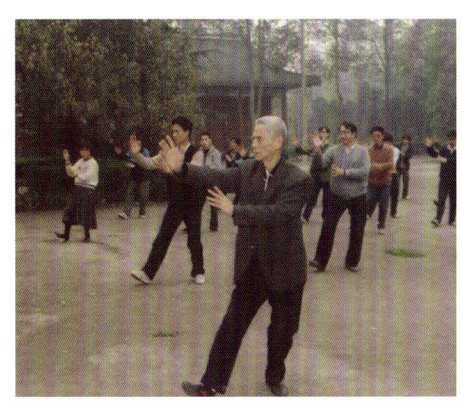 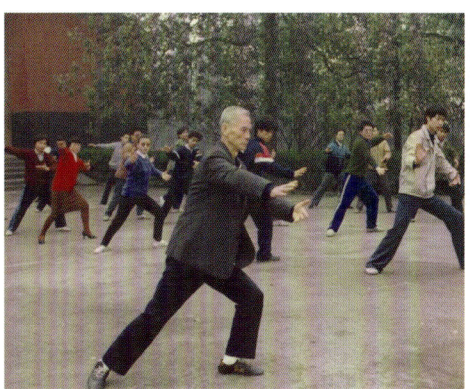

王树田于南郊公园与太极拳爱好者进行交流

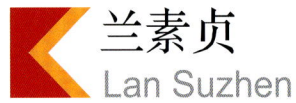
兰素贞
Lan Suzhen

兰素贞（1920—2002），江苏靖江人，曾获国家体委授予的"新中国体育开拓者"荣誉称号与体育工作贡献奖。民国时期，先为中央国术馆学员；后进入国立国术体育专科学校，主要师从著名武术家温敬名；随后，又博采众长，师从国术馆内各大名师，擅长绵拳（古时太极拳曾亦称"绵拳"）、绵枪、自然剑、龙拳、对八打（形意拳对练）以及对刺剑等项目。

1942年7月，兰素贞从中央国术馆体育专科学校毕业后投身教育事业，先后在上海木洞东温私立复旦中学、重庆南岸幺壇庙市立中学、重庆南岸私立文德女中、南京私立汇文女中任教。1950年7月，在成都体专任体育教员并兼任舞蹈讲师。1951年8月—1952年1月在成都会专兼任文娱指导。1952年2月—7月，在成都艺专附设戏剧训练班兼任舞蹈教师。

1952年8月，兰素贞进入成都体育学院任教，与郑怀贤、王树田等名师一起组建了成都体育学院武术系，使成都体育学院武术系成为贺龙元帅认可的成都体育学院"两枝花"之一。

1953年，在郑怀贤的带领下，兰素贞、王树田、肖应鹏等人作为西南片区代表参加于天津举行的全国民族形式体育表演及竞赛大会。兰素贞表演的"绵拳""自然剑"等武术项目，深受观众欢迎。

1957年，重竞技小组改为武术教研室。同时，应国家体委要求，兰素贞撰写出版书籍《绵拳》与《自然剑》，又创编了双剑、双拐等套路动作，并在武术教研室中主要担任女队武术教师，其在校内外所授的弟子众多，尤其以叶道清（绵拳）为优秀学生代表。

退休后，兰素贞常年保持练习绵拳，并在社会上广泛授徒。从1952年起，兰素贞便将余生全部奉献给成都体育学院武术教育事业，兢兢业业，培养了大批武术专业学生。

绵拳是以平衡类、控腿类以及柔韧类动作为主要内容，以突出平衡性、稳定性与柔韧性为主要特点，亦配合拳法、掌法、肘法等动作；技击上讲究"柔而化之，防后发着"。兰素贞老师在演练中，通常以4～6个平衡动作为一组进行连续展示，其技术精湛，深得武术界同仁的称赞。

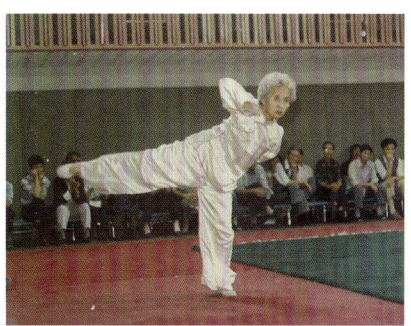
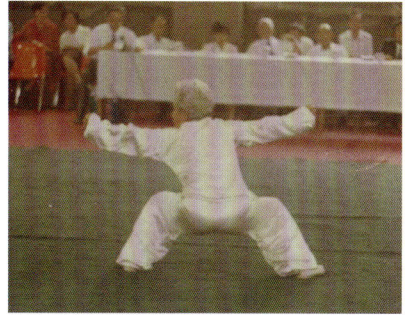
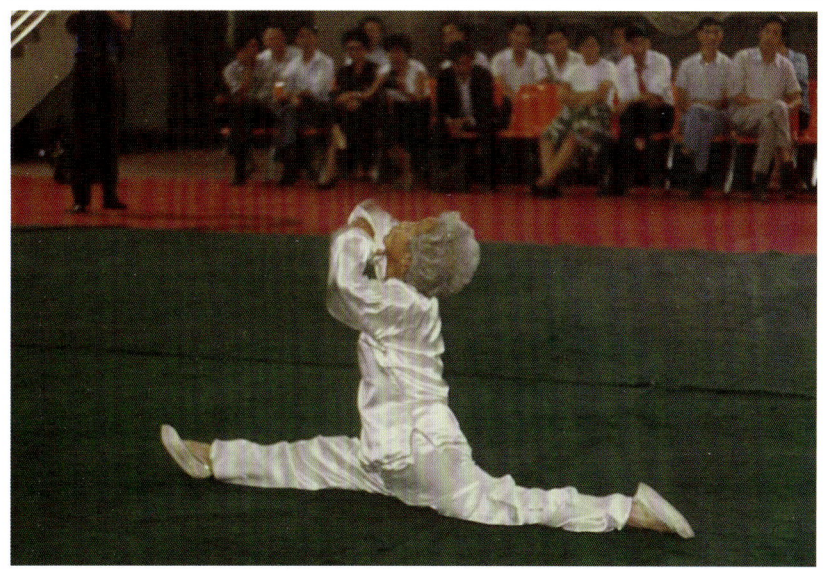

1980年兰素珍武术表演

90年代，兰素贞于南郊公园练功图集

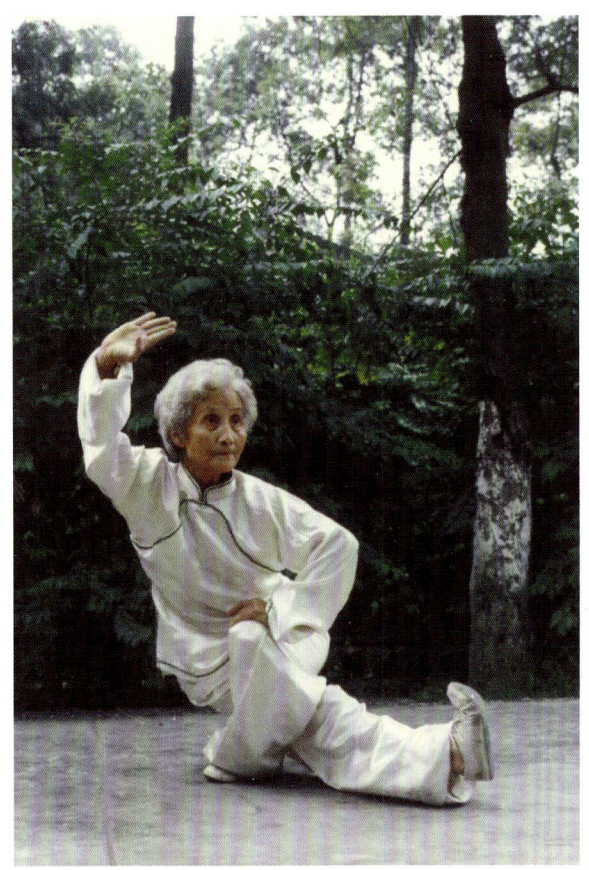
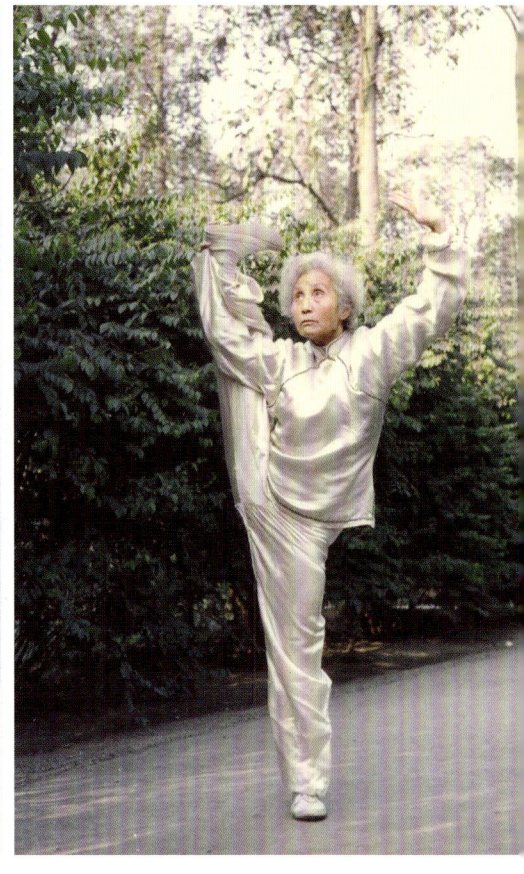

在绵拳中，除分腿、燕式、仰身、朝天蹬动作以外，其后叉腿平衡，属于国内首创，可以说是现代竞技太极类平衡难度动作的雏形。

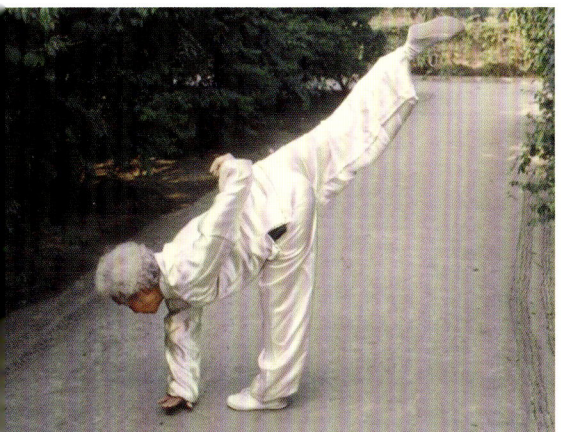
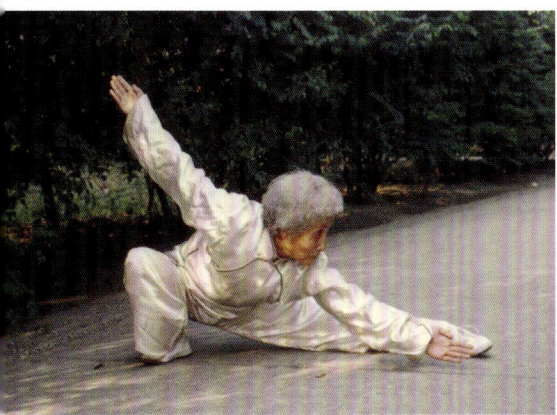
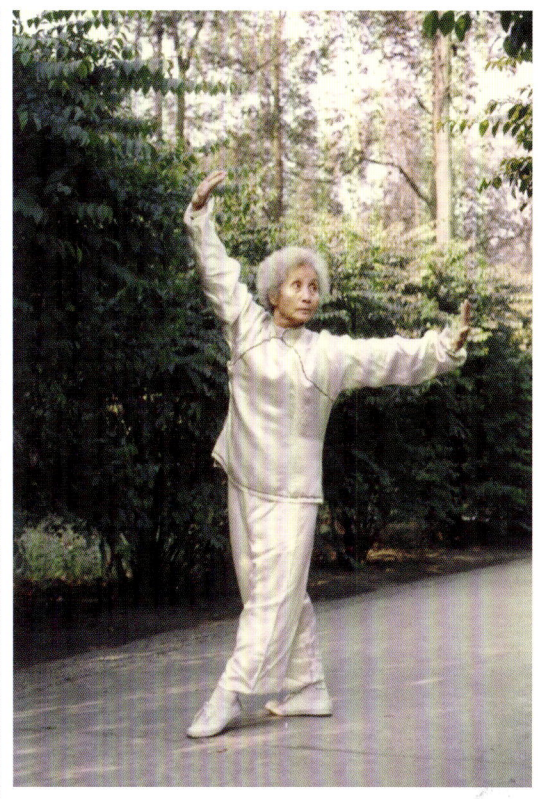
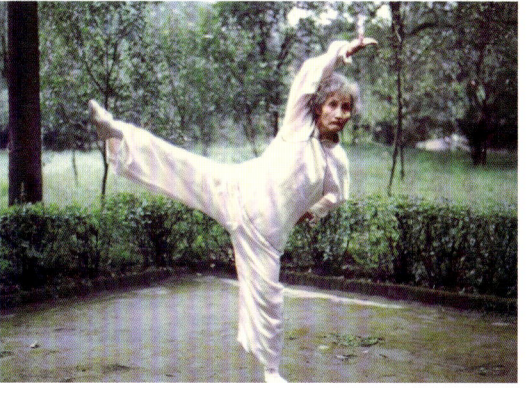

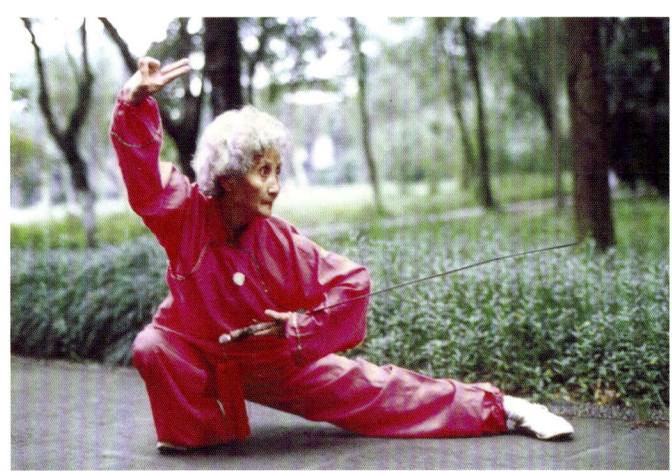

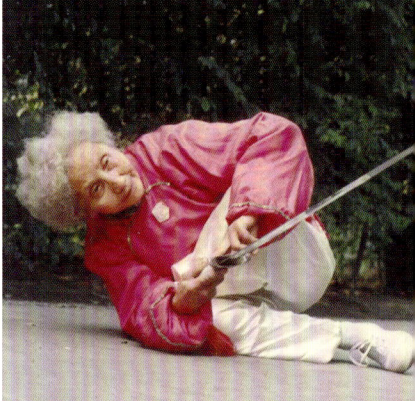

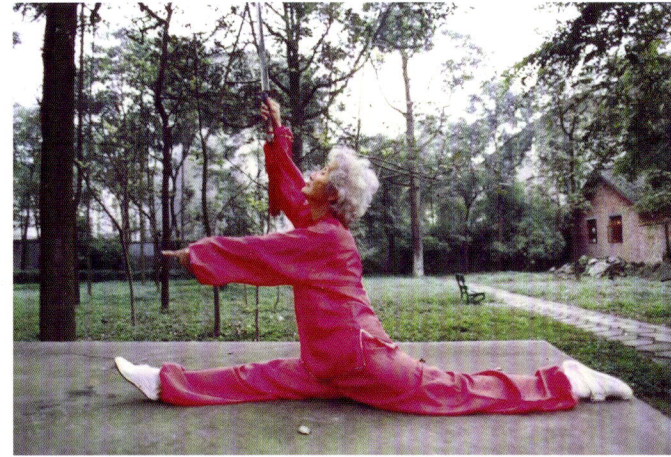

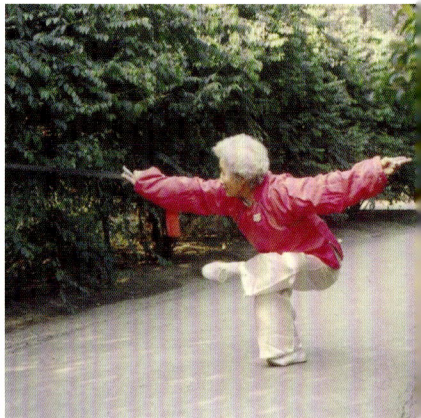

兰素贞的演练既优美轻盈，又刚健有力，无论挥臂、转体还是跳跃腾空都展现了自然和刚健。

她在传统绵拳基础上结合舞蹈和体操动作创编的新绵拳和自然剑成为我国武术新发展的代表。

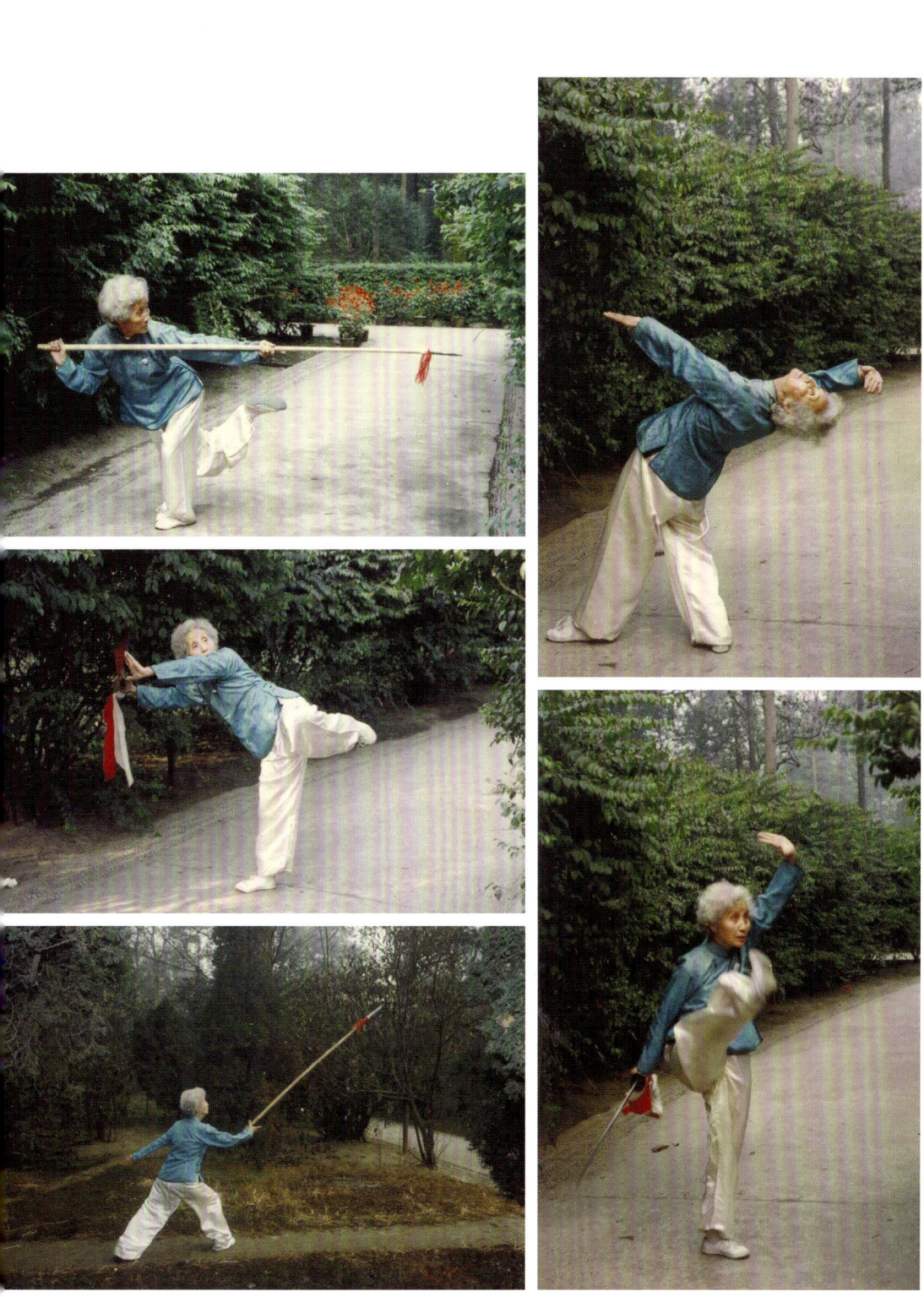

严师巍峨　高徒屹立 /53

肖应鹏
Xiao Yingpeng

　　肖应鹏（1915—），字韦飞，湖北省武汉市人，武术副教授。17岁始习武，曾在当地国术馆习练拳套，嗣后入重庆武英国术专科学校深造。先后师从张正忠习太极玄门剑、拔步单刀与形意拳；从丁世容习吴式太极拳、形意拳与八卦掌；从胡建秋练硬气功、醉拳、子午拳、猴拳等，刻苦自励，技艺精进。1948年任重庆警察学校国术教官。1949年中华人民共和国成立后，参加中国人民解放军，任汽车驾驶员，并利用业余时间继续苦练武艺。

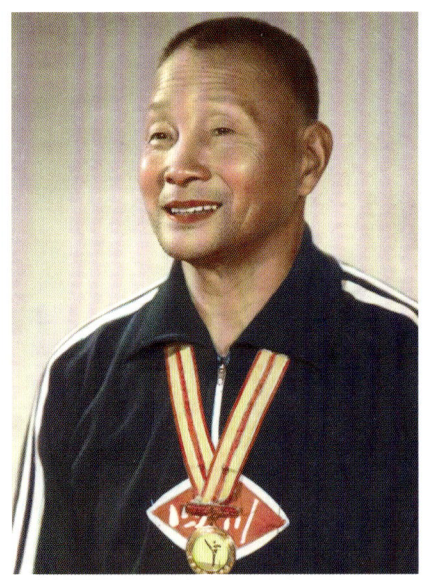
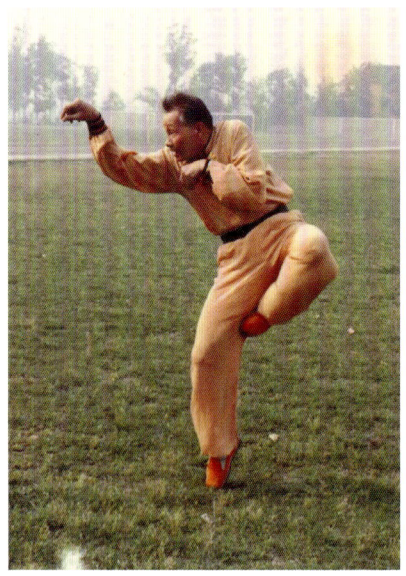

猴王——肖应鹏

为求得猴拳之真谛,肖应鹏家养猕猴,以悟其性、仿其形、取其灵,深得其奥妙。在此基础上创编了"新猴拳""猴棍"等套路。1953年在全国民族形式体育表演及竞赛大会上,以猴拳获优秀奖,并到北京中南海向中央领导汇报表演,获得好评,作为首批选入国家武术集训队。多次参加全国武术比赛和猴拳等演练,获优秀奖、一等奖,被誉为新中国第一代"猴王"。

1958年在中央体育学院(北京体育大学前身)武术班学习,同年调四川成都体育学院任教。30多年来,辛勤耕耘,培养了大批武术人才,弟子中有郭洪海、熊长贵等。在教学与训练之余,还发表了较高水平的武术专文,曾参与《奇功显影》《中国武术观》等专题片的摄制工作。

1985年获国家体委授予的"新中国体育开拓者"荣誉称号,现为四川省及成都市武术协会委员。

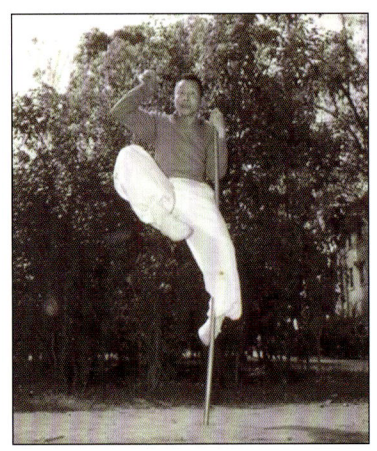
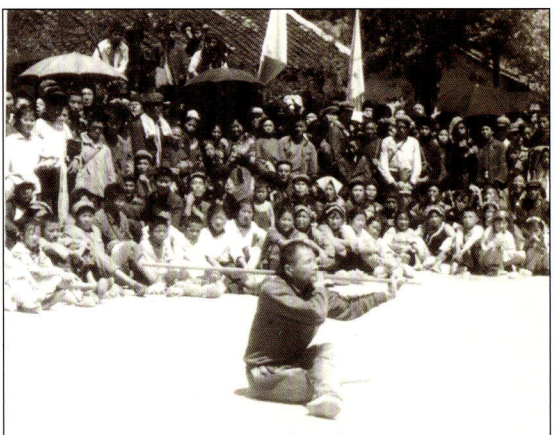
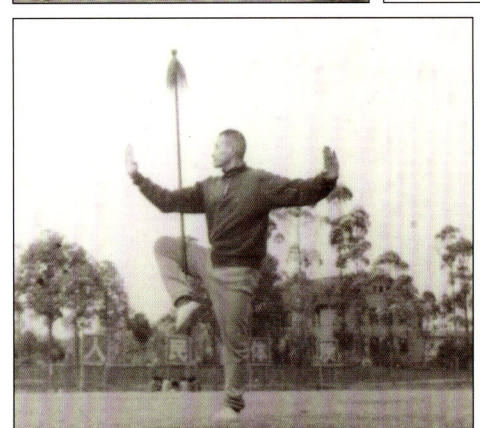
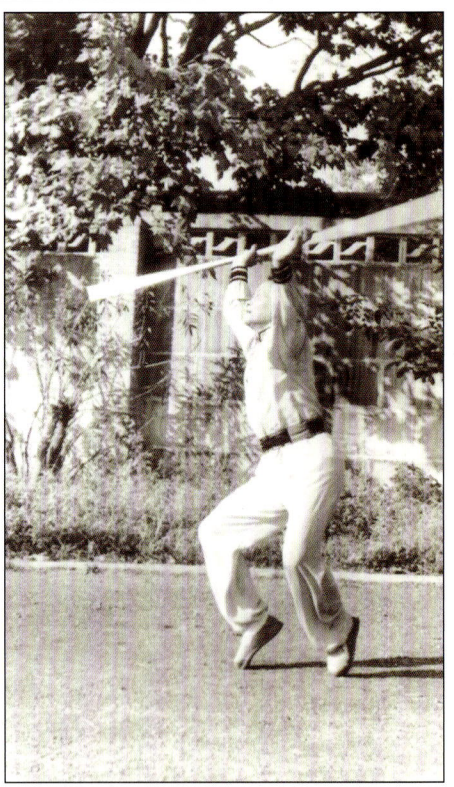
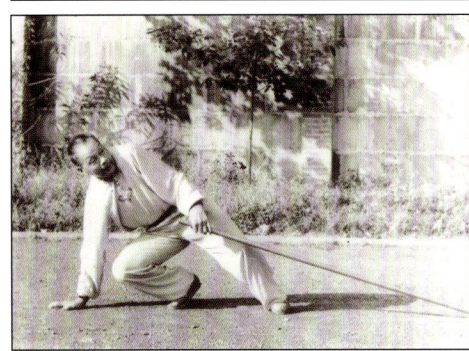

70年代肖应鹏于成都体院操场现场教学猴棍

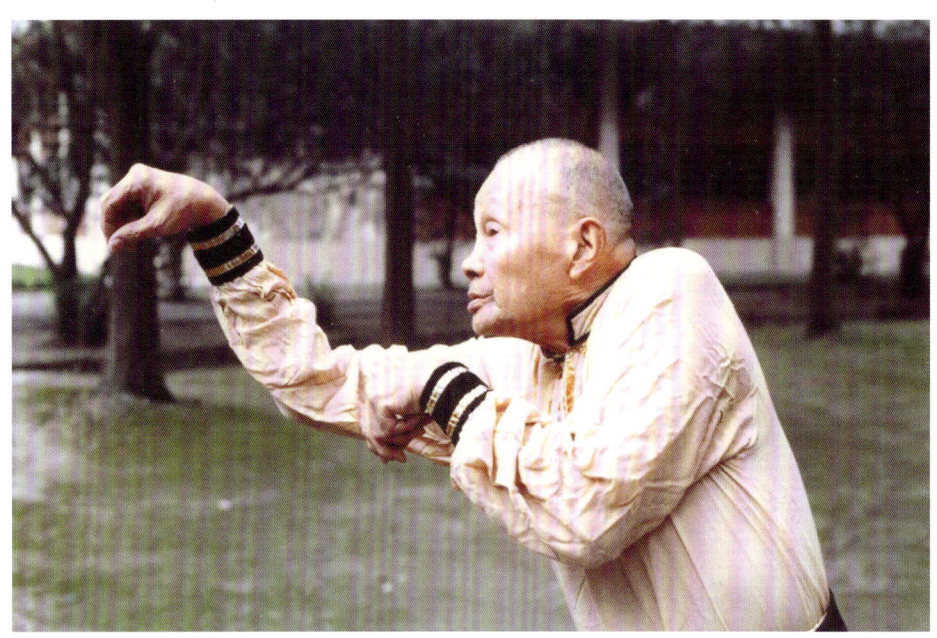

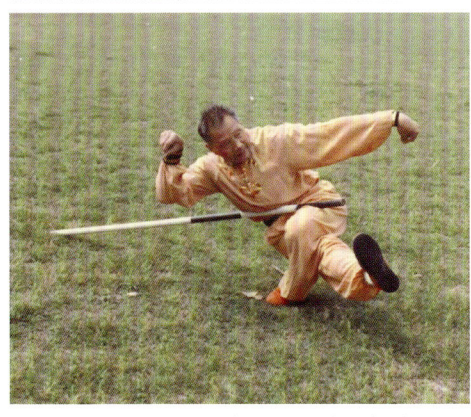

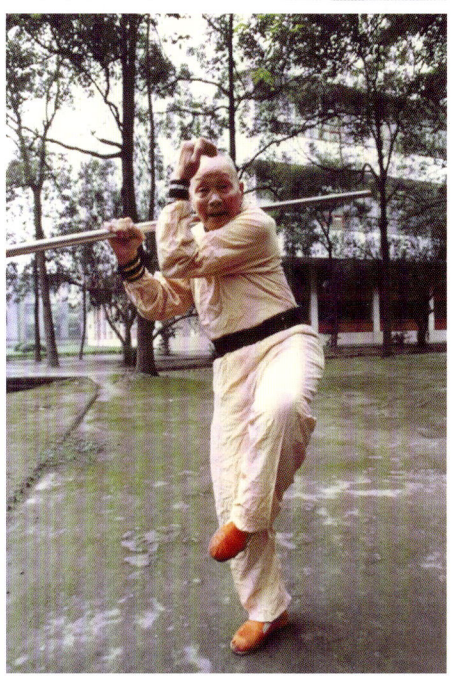

90年代肖云鹏于成都体院练习猴拳、猴棍，依然惟妙惟肖

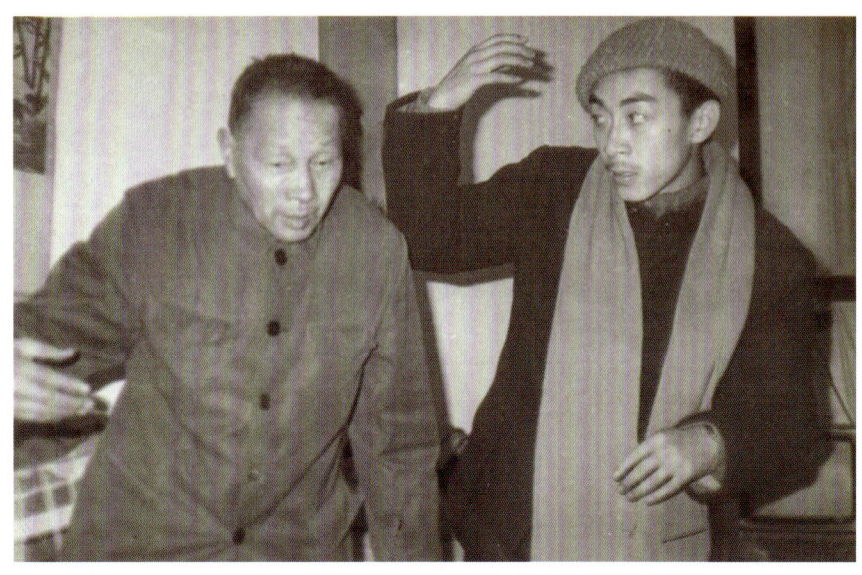

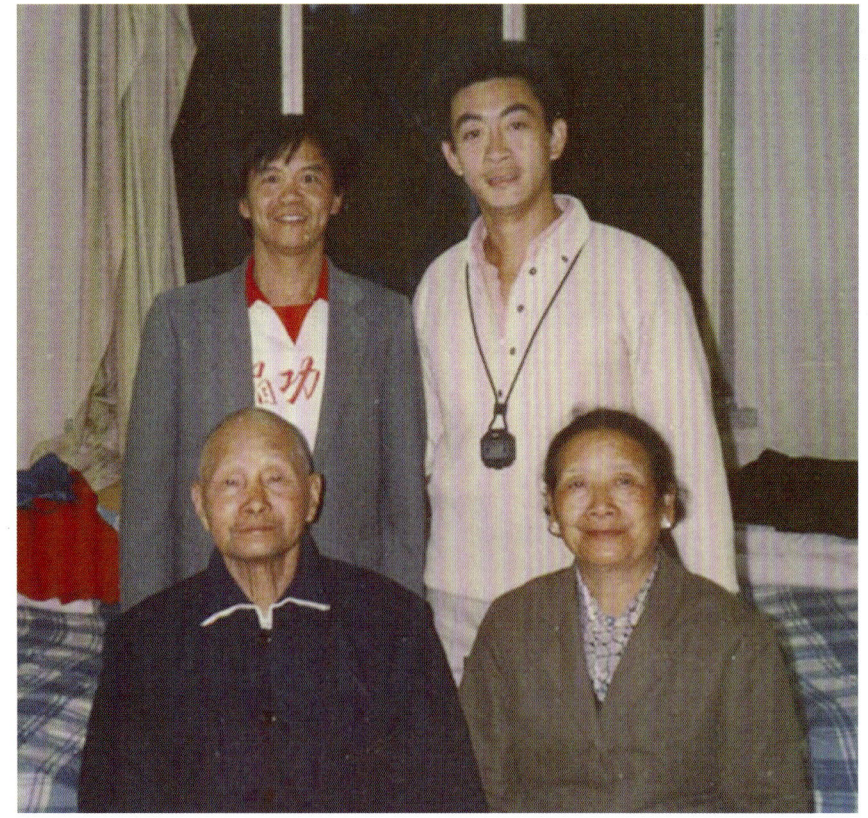

猴王指导"齐天大圣"六小龄童

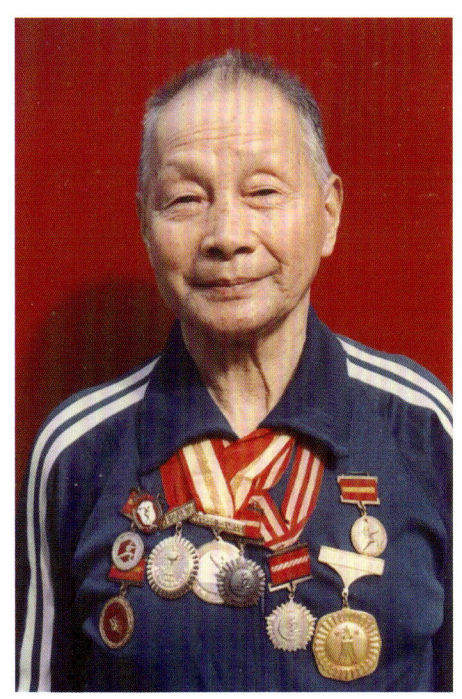

退休后仍获得诸多荣誉

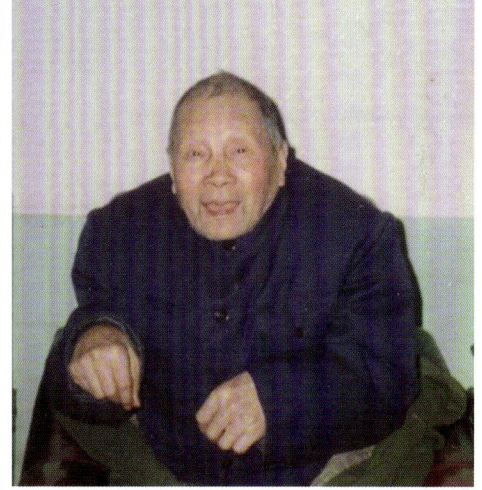

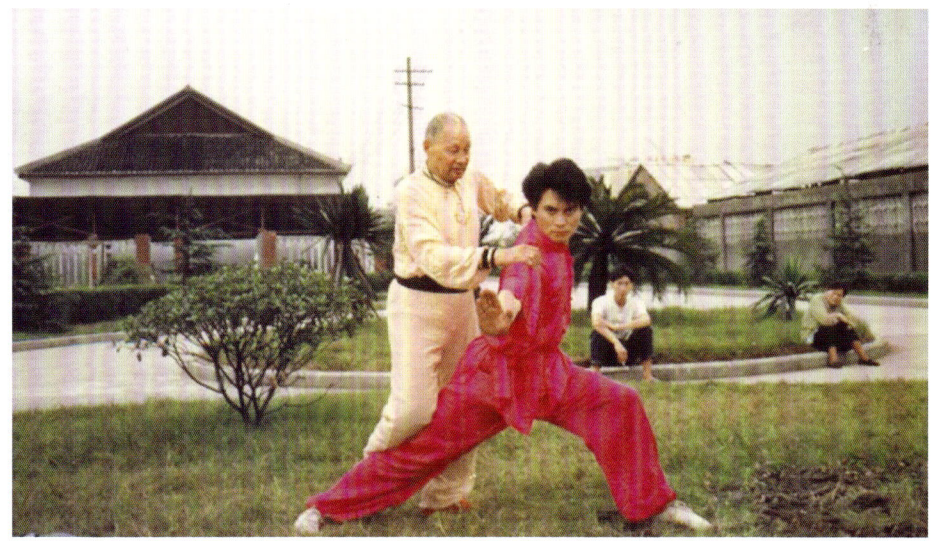

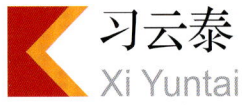
习云泰
Xi Yuntai

习云泰，1935年12月生，河北唐山人。北京体育大学首届毕业生，师承著名武术家张文广、郑怀贤教授，成都体育学院教授，中国峨眉武术研究会顾问。曾担任中国体育科学学会理事、中国武术协会常委、中国武术学会常委、中国武术科研委员会副主任、四川省及成都市武协副主席、国家教委教学指导委员会成员，并受聘于武汉体育学院担任武术客座教授、解放军体育学院客座教授、成都体育学院武术教研室主任、武术系主任、科研处副处长等职。

习云泰专著的新中国第一部《中国武术史》，填补了我国武术无史的空白。他还撰有《中华搏击术——中国武术散手精粹》。

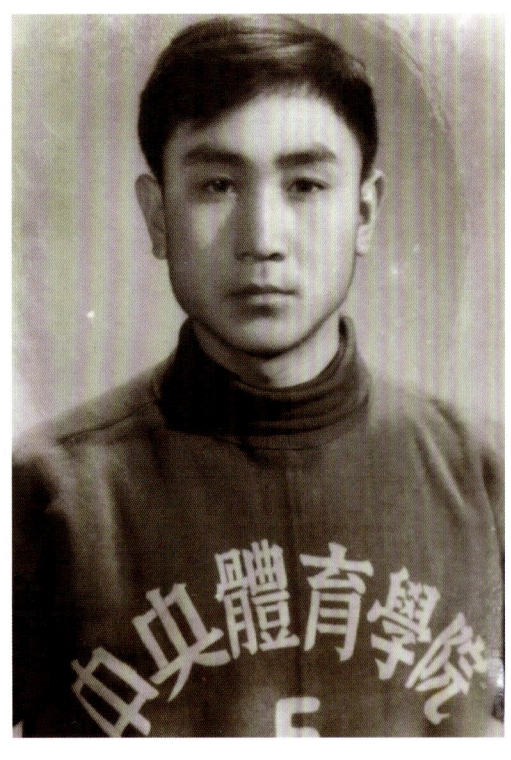

1964年毕业于中央体育学院（现北京体育大学）

曾担任《中国大百科全书·体育卷》武术副主编、《中国武术百科全书》编撰委员会副主任、《中国武术大辞典》副主编,自1962年先后五次参编全国体育院校《武术》教材和主编全国体育院校函授(武术)教材。习云泰先后获国家教委特等奖和优秀教材一等奖,并两次获国家体委一等奖,1988年获国家武术贡献奖。1992年起享受国家特殊津贴。1995年被评为中国体育科学学会先进工作者,同年当选为当代中国"十大武术名教授"。

如今的习云泰依然致力于武术的科学研究,将自己的文章收集成册,命名为《习云泰武术文集》。

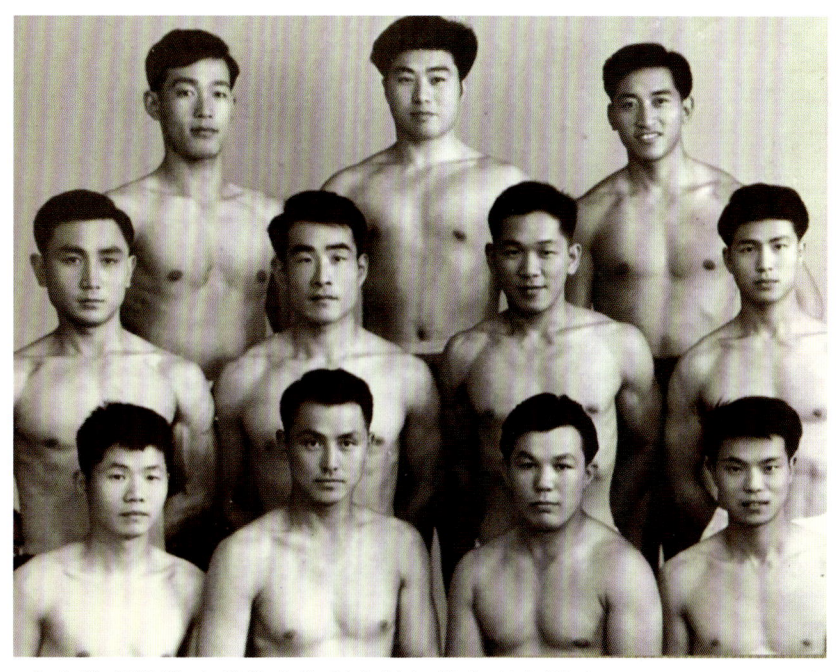

中央体育学院(现北京体育大学)拳击班合影(第二排左一为习云泰)

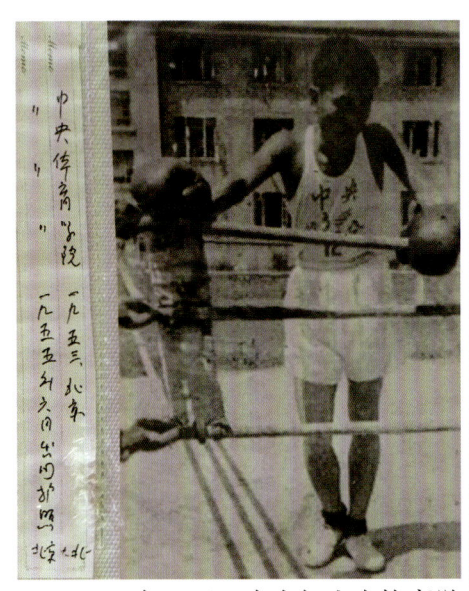

1953年，习云泰参加中央体育学院拳击比赛获冠军

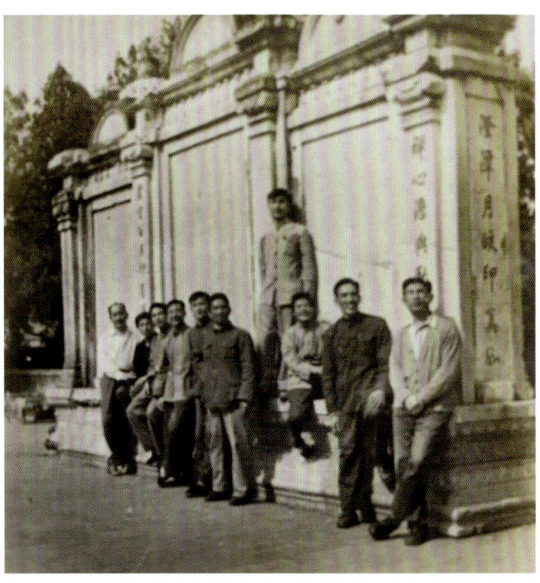

1961年，习云泰参加中国首部武术教材编写，与编委合影

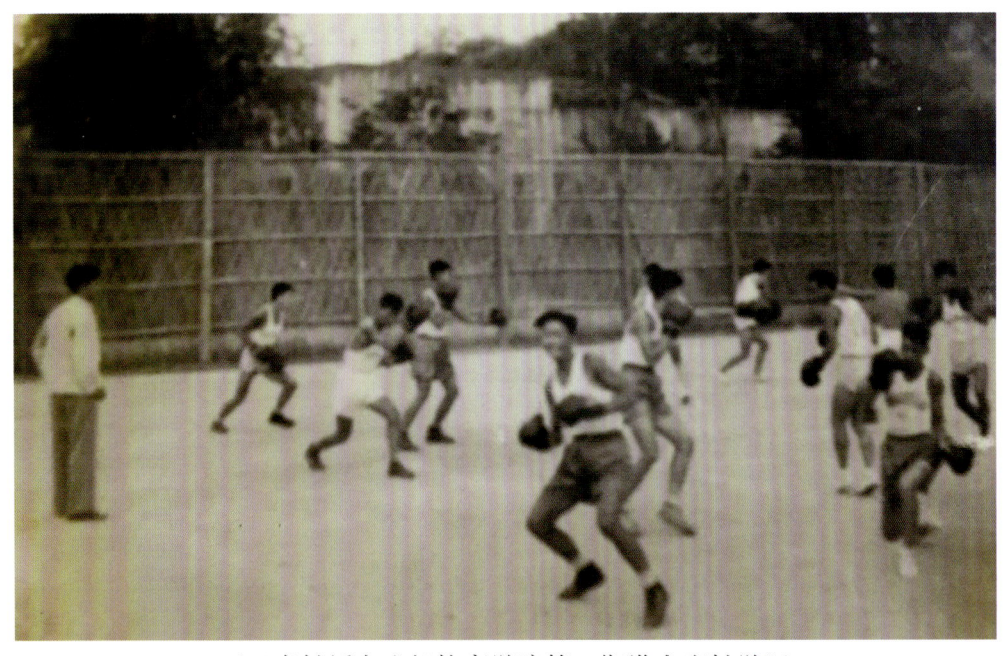

习云泰教授在成都体育学院第一期拳击班教学照

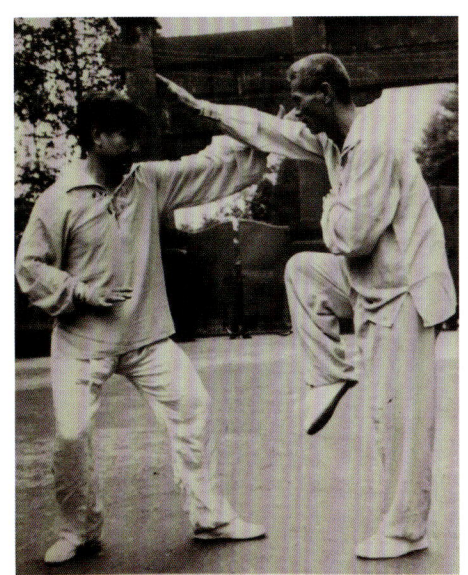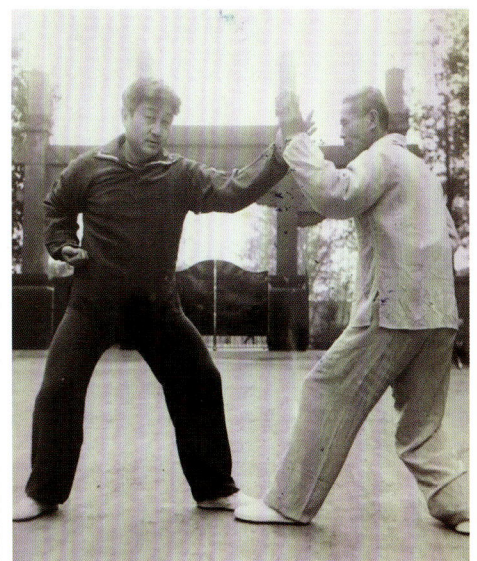

1975年，习云泰教授与王树田老师练习形意拳对打

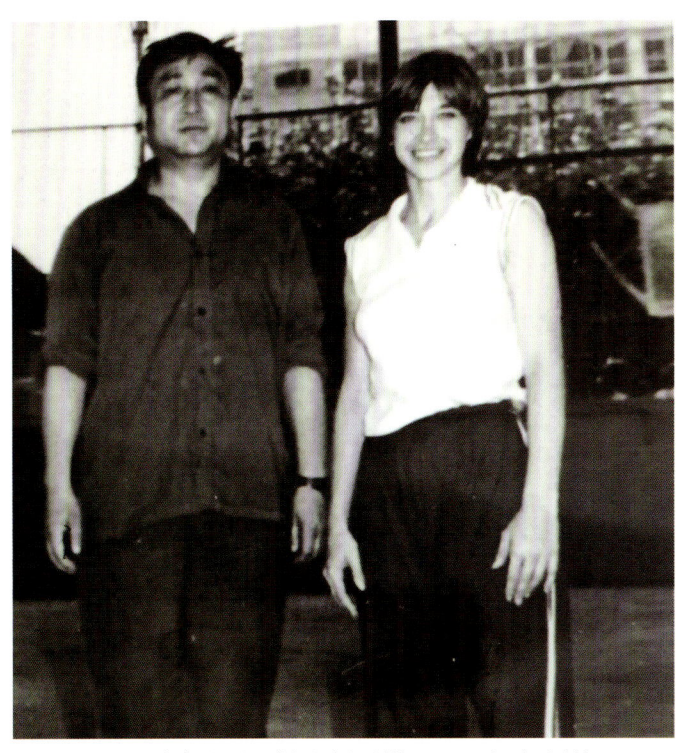

习云泰教授与美国武打影视明星辛迪合影

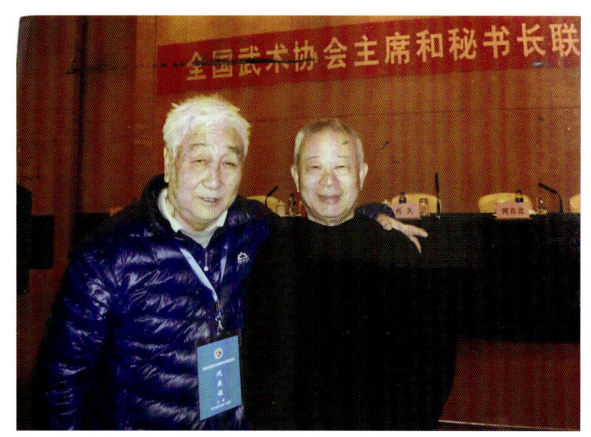

习云泰教授与著名武术家吴斌合影

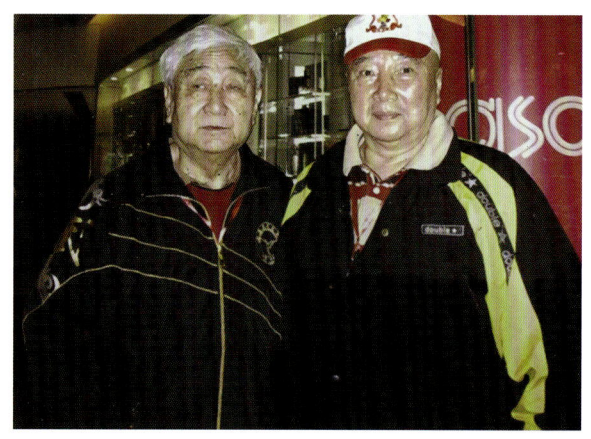

习云泰教授与著名武术家于海合影

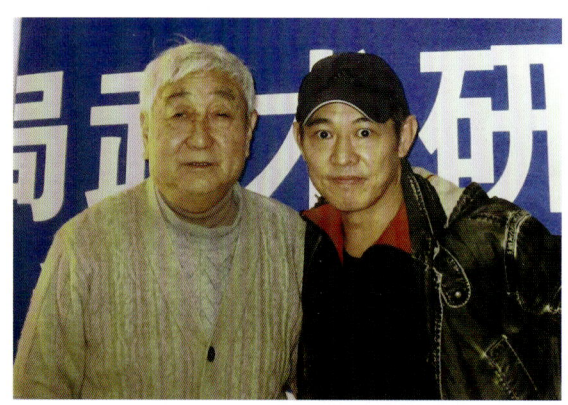

习云泰教授与影视明星李连杰合影

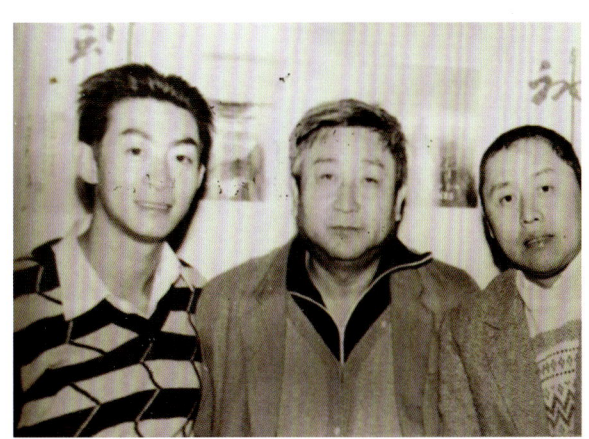

习云泰教授与影视明星六小龄童、马德华合影

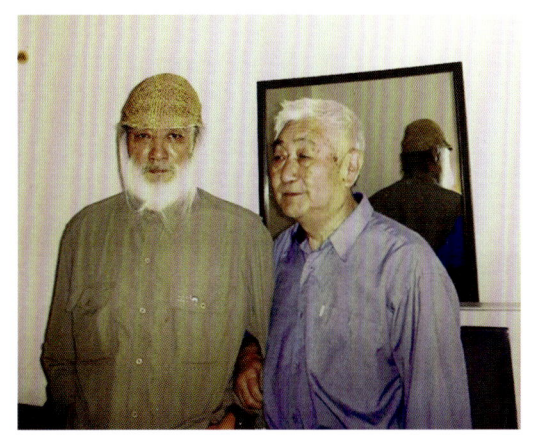

习云泰教授与武术家于承惠合影

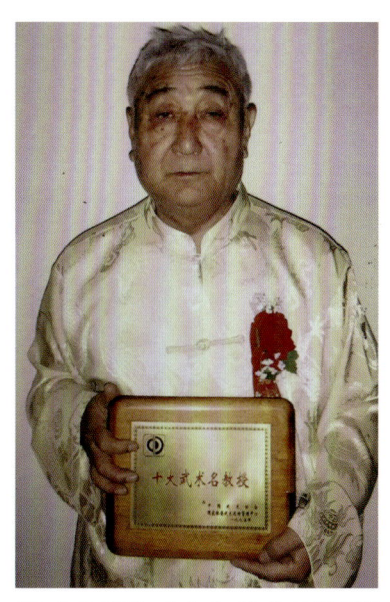

习云泰当选"十大武术名教授"

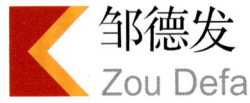

邹德发
Zou Defa

邹德发，1937年2月出生，四川省自贡市人，笔名周华、蜀珍。中国武术段位制八段、国家级武术裁判、全国武术学会委员、副教授、四川省老年体协太极拳专业委员会（俱乐部）主任、理事长、龙泉驿区青少年宫武术培训中心技术顾问。

1947年，邹德发开始跟民间拳师习武，1955年考入成都体育学院，入院武术队训练，师承原中国武术协会主席郑怀贤教授和体院王树田教授以及兰素贞老师。1987年3月晋升为体育专业（武术）副教授，主要从事教学和训练。1977年至1990年间先后担任成都体育学院武术教研室主任和竞技学校技术教研室主任。

邹德发自幼习武，曾参加1960年、1964年、1965年和1972年全国武术比赛，获得醉拳三等奖、空手夺双枪优秀奖。多次参加四川省武术比赛，获多项好成绩。并曾参加1959年、1960年两届全国武术教练员训练班的学习。1965年参加第二届全国运动会后，留京参加出国集训五个月。

自1956年起数十次担任四川省、全国性大型武术比赛、裁判员、副裁判长、裁判长、副总裁判长、总裁判长、仲裁委员会主任等职，并担任西安国际武术邀请赛裁判和1991年第一届世界武术锦标赛裁判员。

1986年9月至10月作为中国武术代表团成员应邀出访日本东京、福冈、大阪，并担任第三届全日本武术太极拳比赛大会裁判长，表演八卦连环掌、对擒拿等拳艺，受到热烈欢迎。由于武术工作突出，十次荣获四川省和全国武术比赛大会授予的精神文明裁判员或体育道德风尚奖。

1989年被国家体委授予"全国优秀裁判员"称号。1957年起至今,一直从事武术教学、训练和科研活动,四十多年来,在《中华武术》《武林》《武魂》《体育世界》《中国体育报》《四川体育报》《四川工人日报》《成都体育学院学报》等十七种报纸杂志上发表过《玄虎拳》《浅谈几种峨眉稀有拳》《峨眉派五龙拳概说》《峨眉五虎拳》《峨眉缠丝拳》《浅谈峨眉派武术的技术特点》《图说峨眉散手实战》《八卦连环掌》《八极拳》《通臂拳》《对擒拿》等文章48篇,"峨眉丛书"《蹲桩拳》荣获四川优秀著作一等奖。

邹德发教授的思想素质、人品、职业道德、技术水平、工作实绩等各方面在全国以及四川省内德高望重,具有非常高的社会知名度和影响力,是四川武林的领军人物之一。

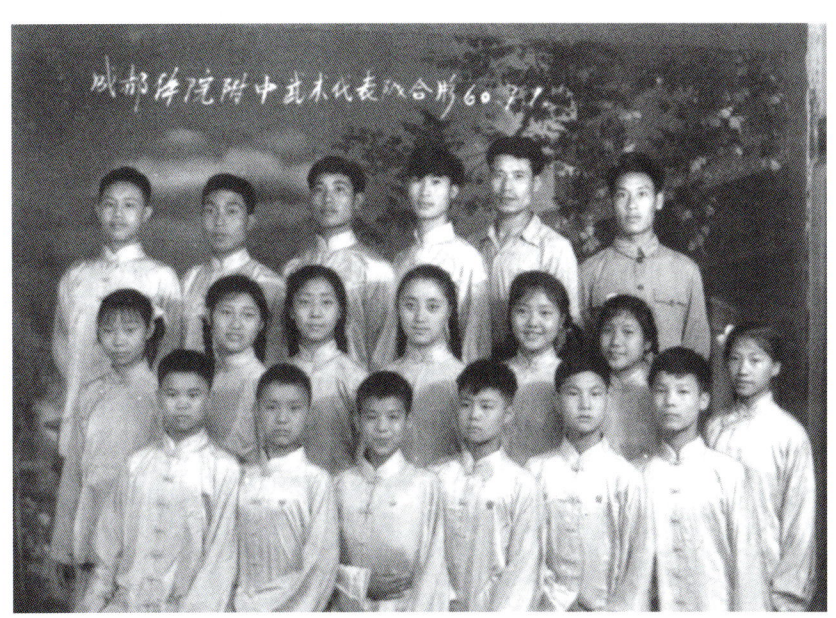

1960年成都体育附中武术代表队合影(第三排右起第一为邹德发)

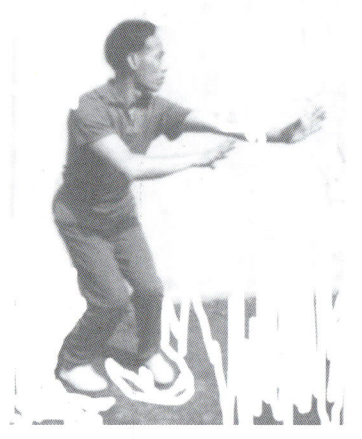
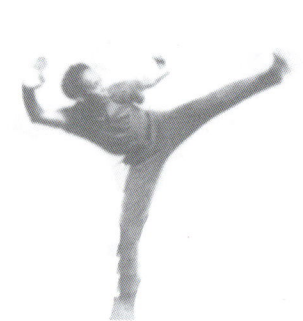
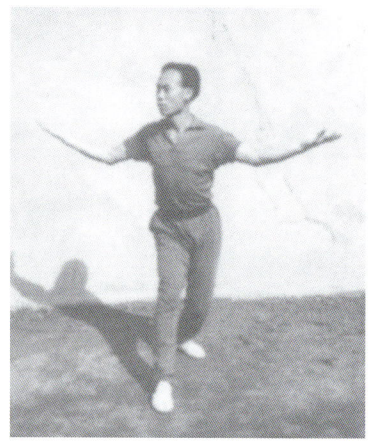
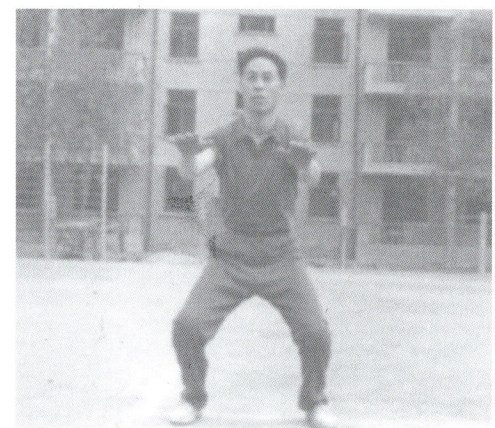
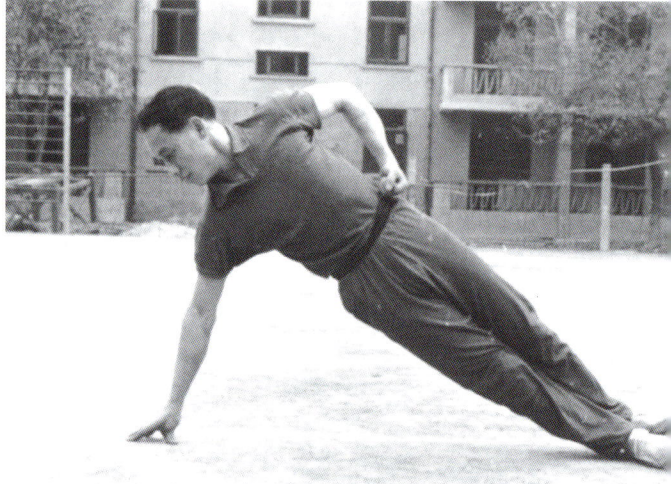
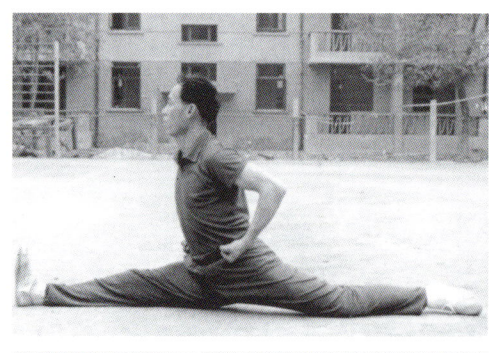
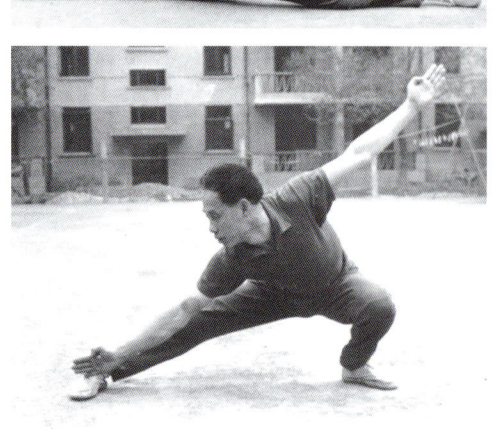
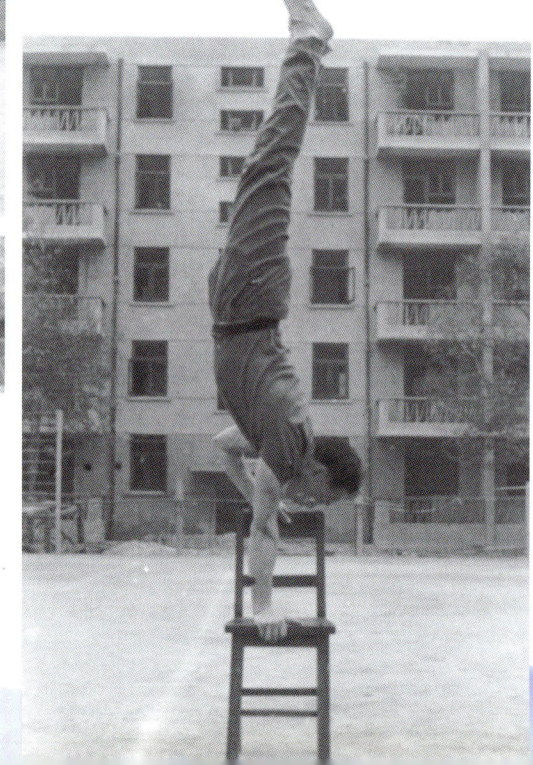

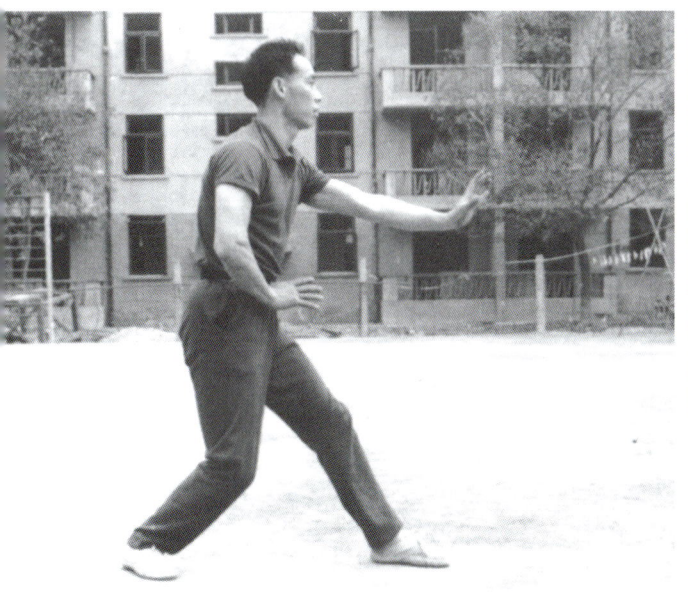
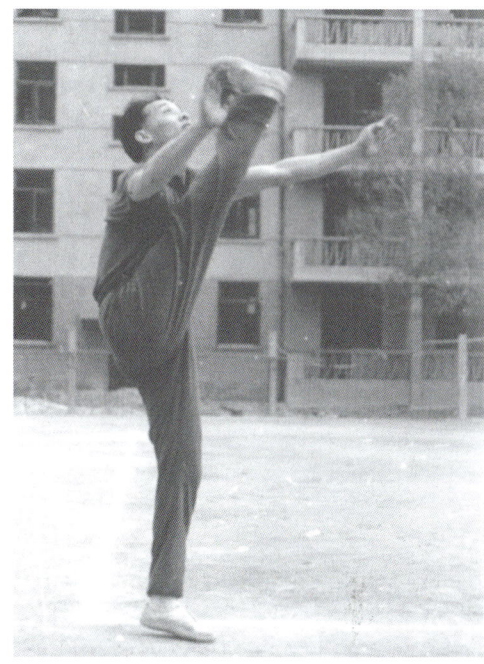

《邹德发老师练功图》

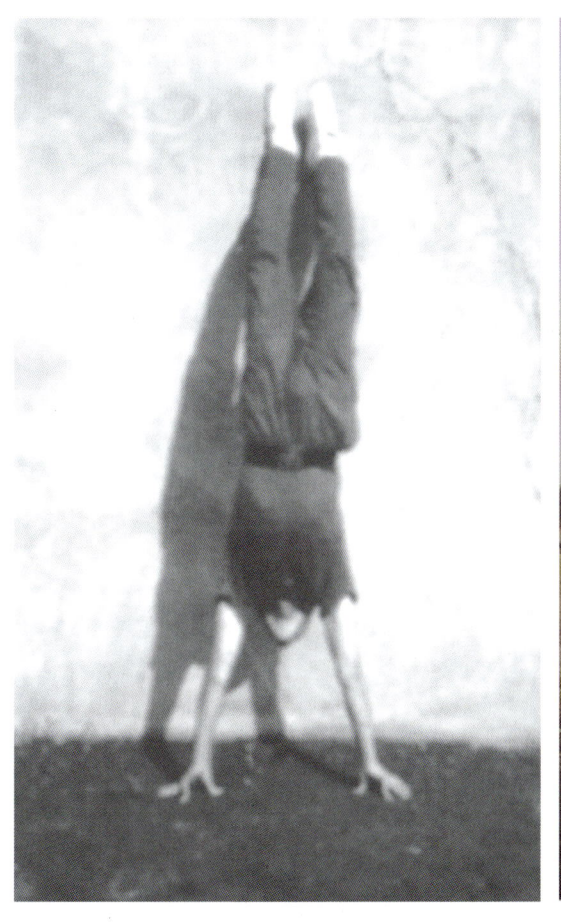
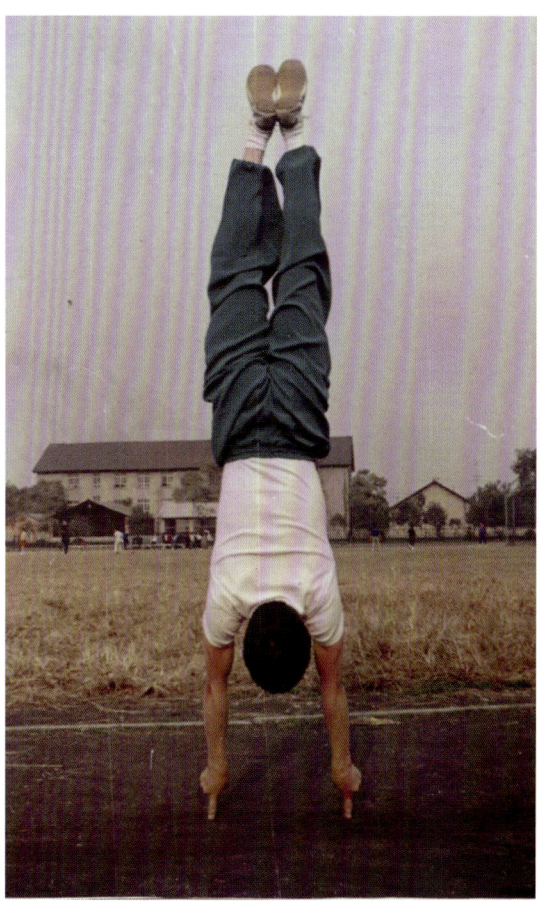

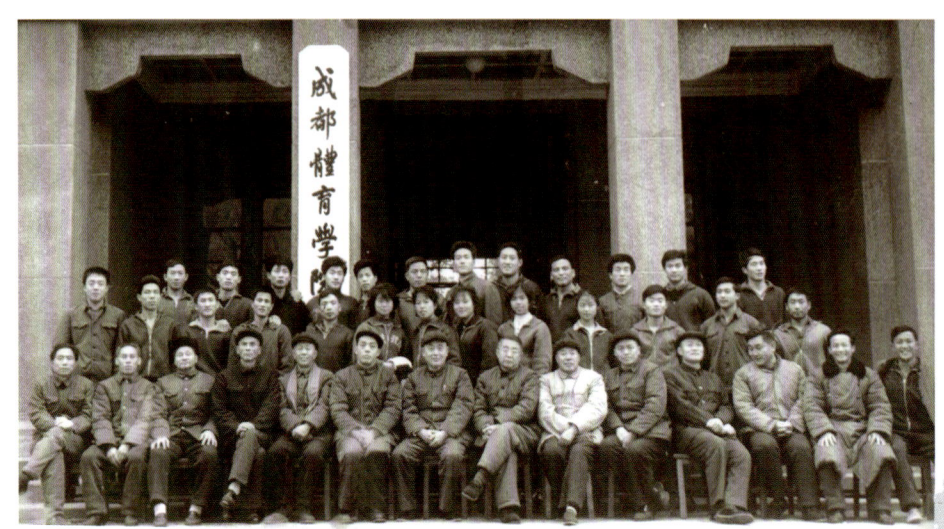

邹德发老师与毕业生合影留念

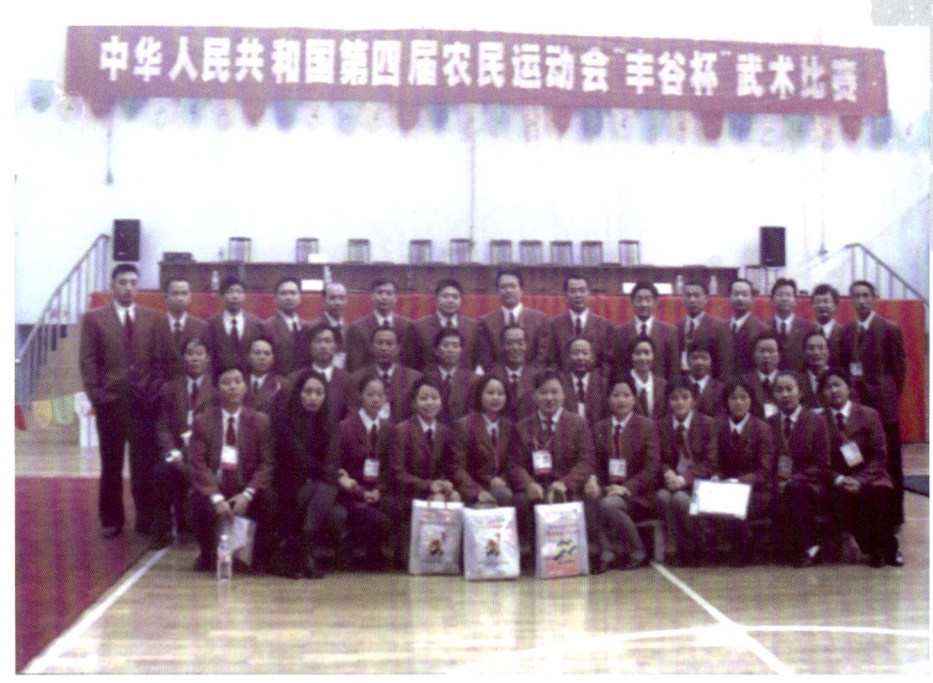

邹德发老师担任第四届农运会武术比赛裁判员

邹德发老师参加武术比赛与队友合影留念

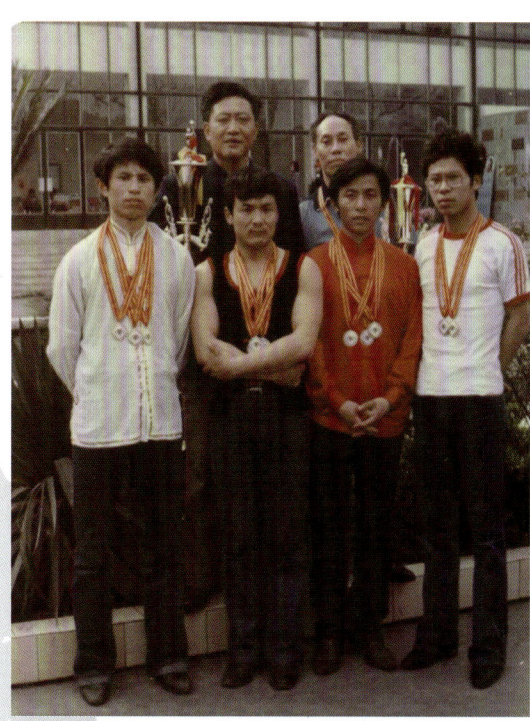

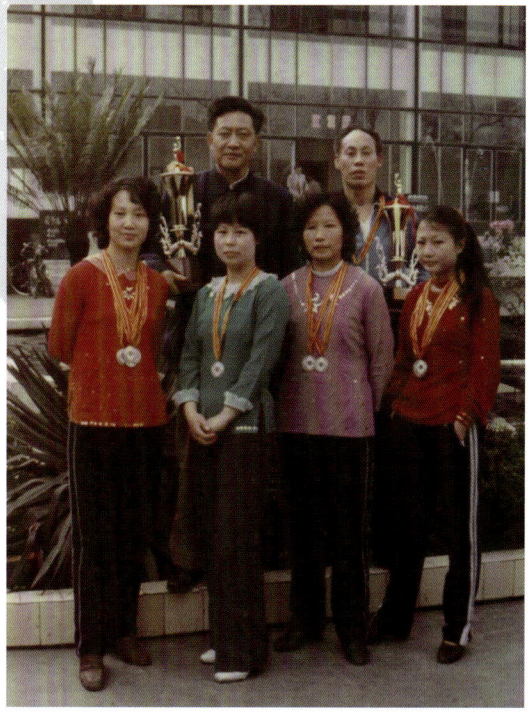

叶道清
Ye Daoqing

叶道清，四川成都人，中国武术七段，四川省武术协会荣誉委员、市武术委员。1955年考入成都体育学院中专班（为1958届毕业生），期间，师从郑怀贤、王树田、兰素珍等武术名家学习武术。因成绩优秀保送为本科生（1962级）。毕业后留校任教近四十年，曾多次参加全国比赛与观摩表演赛。

1964年代表四川参加第二届全运会，荣获表演优秀奖，新项目深受全国武术节的好评。1973年参加全国武术表演赛（山东济南），成绩优秀，其中四川对练项目突出（李连杰曾向其请教）。1974年，四川省组建武术队，从成都体育学院调派三名教师担任教练（邹德发、陈坚和叶道清）。

此后，参加1976年的第三届全运会（内蒙古），1977年与邓昌立一同带队参加全国武术比赛（哈尔滨），由于成体教师较缺，同年调回学校当任代表队教练；1980年带队参加河南郑州全国武术比赛，1984年带队参加全国体育院校比赛，荣获男女团体第一名，金牌二十枚，银牌十九枚，铜牌六枚的好成绩。

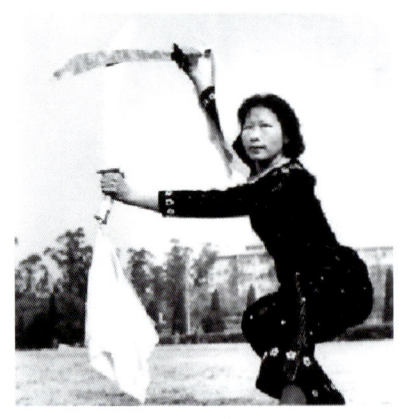
叶道清老师表演双刀

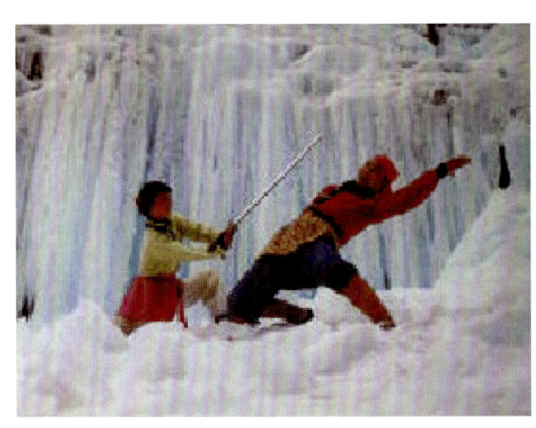
叶道清老师在《自古英雄出少年》中的剧照

而本人1986年参加四川省工人运动会武术比赛荣获金牌两枚。

此外，从1978年至1987年，叶道清担任两届全国武术教练员训练班、研究生班以及短期外国留学生班的教学工作。1982—1983年间，参加《自古英雄出少年》的拍摄。1984年在《峨眉金刚拳》电视剧中担任武打设计工作。

任教期间，叶道清曾参与本科教材的编写工作，其教材被评为全国体育院校教材一等奖。还曾参编《中国武术辞典》《中国武术拳械录》以及《双刀进枪》等书籍。

退休后，先后担任省、市老年大学、社会辅导站武术与太极拳教师，荣获体育工作突出贡献者称号，并为成都市老龄工作委员会编著《健康长寿老人秘籍》一书。

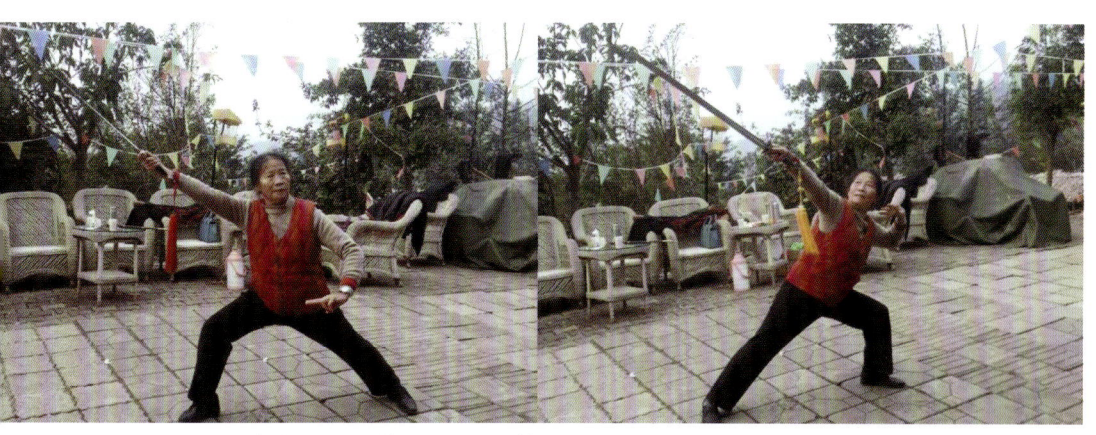

叶道清老师退休后在公园等公共场所教授爱好者武术，孜孜不倦的教学之路为武术在社会上的广泛传承做着贡献

邓昌立
Deng Changli

邓昌立（1940—），重庆人。1956年入成都体院中专班专修武术，毕业后留该校附中任教，1964年调院武术教研室任教，1976年调四川省体校任武术教练。曾4次任中国武术代表团教练，出访德国、日本、英国、法国以及中国香港等国家和地区。1986年《谈传统训练的体会》获四川省运动技术学院论文二等奖，5次获国家体委颁发的三级奖章；1985年获"新中国体育开拓者"荣誉奖，第五届四川省政协委员；获得中国国际武术节国际优秀教练员奖和贡献奖；曾任中国武协委员、中国武术协会委员，四川省武术馆副馆长、四川省武协副主席。

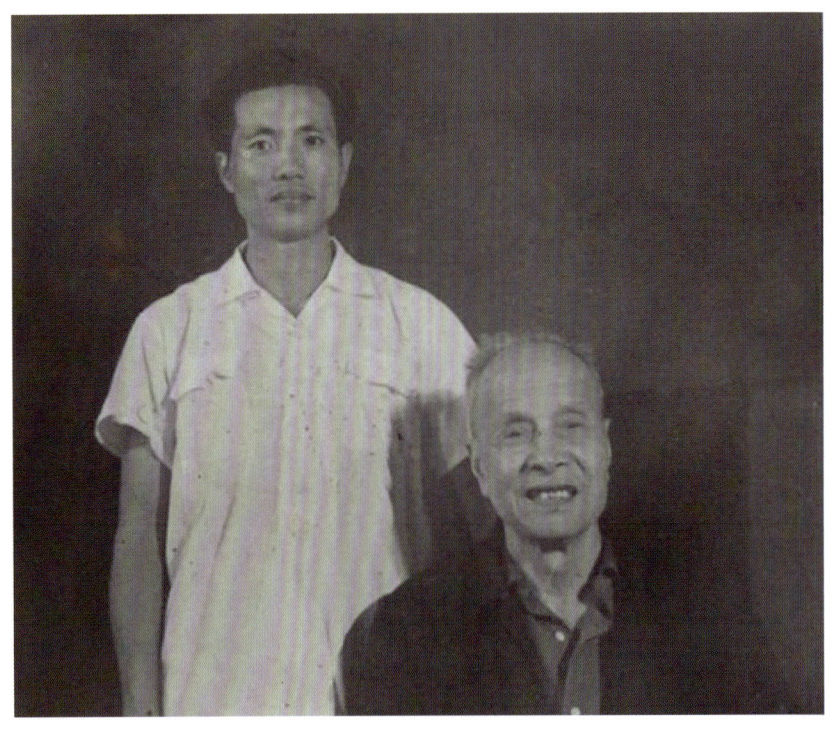

1963年，邓昌立与恩师郑怀贤合影

在成都体院逐渐成长起来的邓昌立终于把自己喜欢的武术变成了专业，他跟随郑老师学习形意、八卦，跟随王树田老师学习散手、刀、长拳，跟随兰素珍老师学习绵拳、查拳、剑。

他一手创建了四川武术队并将四川竞技武术推向辉煌。直到1976年，四川还没有正式的专业队，只有业余体校。1976年调四川省体校任武术教练，并筹建武术队，为第一任省队教练。

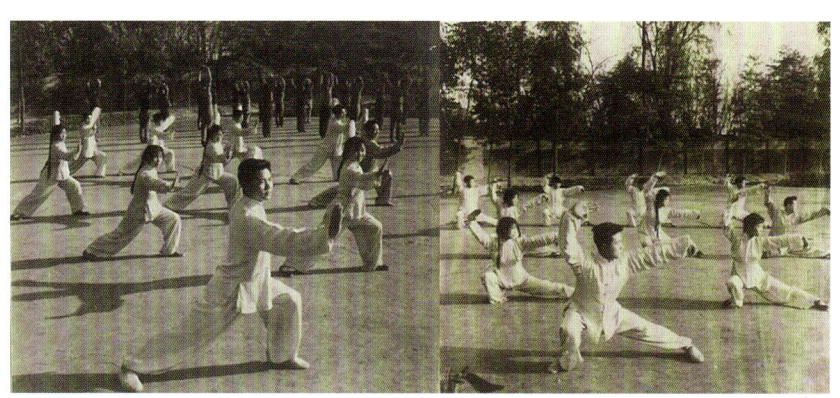

1960年，邓昌立老师在体院附中教授查拳

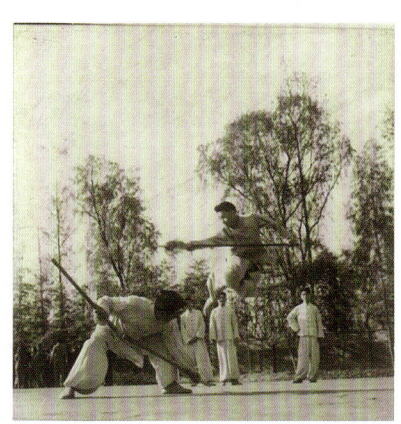

1960年，邓昌立老师与陈坚进行器械对练

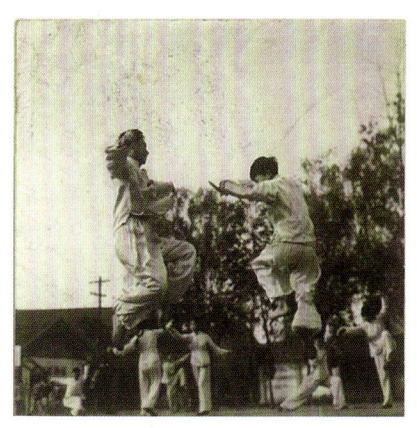

1960年，邓昌立与陈坚对练二节棍

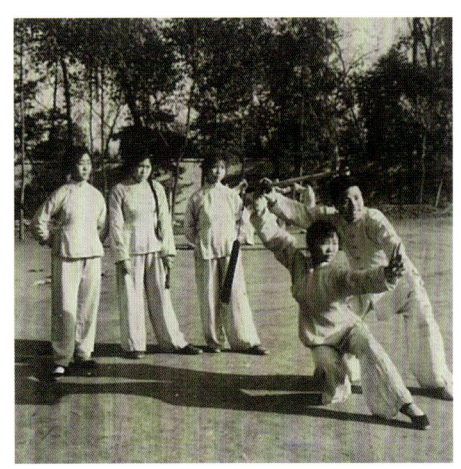

1960年，邓昌立纠正冯华蓉剑术动作

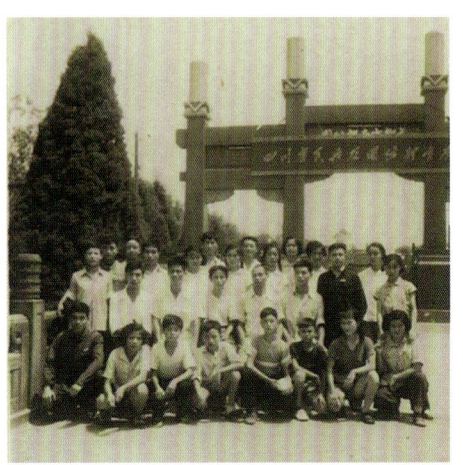

60年代邓昌立与体院附中武术队学生合影

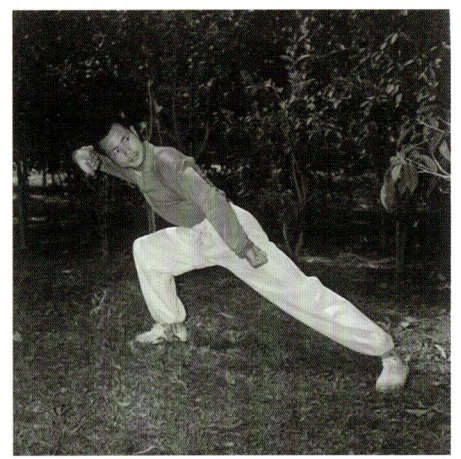

1960年，邓昌立老师练习形意拳

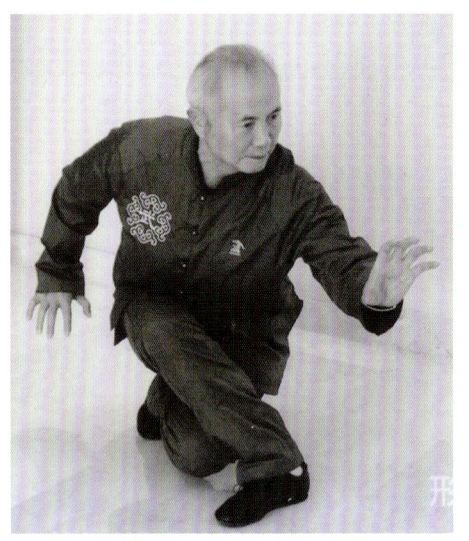

邓昌立老师演示形意拳之龙形

第七篇章

传承发展 武韵流传

2016年4月6日，成都体育学院武术系隆重举行了"郑怀贤武学研究所"成立揭牌仪式。近年来，武术系重视传统武术文化的继承和发展，以校本特色为载体，加强学科建设，整理完成"郑怀贤武学系列丛书"，并在本科人才培养中传承郑怀贤武学思想，传承经典套路。正式成立郑怀贤武学研究所，继承和发扬以郑怀贤先生等的武学精髓，对弘扬民族文化具有极其重要的意义。

历经七个月的精心筹备，2016年11月16日，由国家体育总局武术研究院、成都体育学院主办，成都体育学院武术系、郑怀贤武学研究所承办的首届"郑怀贤武学思想研讨会"在成都体育学院武术馆隆重举行。

开幕式上，学校副校长潘小非教授致词，他对郑怀贤教授的生平、武术系的发展历程以及近年来成都体育学院系列改革所取得的成效作了简要介绍。并指出，举办本次研讨会是落实成都体育学院"一线两翼"人才培养战略的探索实践，是学校实现引领行业话语权的具体举措，是助推我校建设"体育特色鲜明，多学科协调发展的高水平应用研究型大学"的实际行动。

学校党委副书记、校长刘青教授为郑怀贤武学研究所首批聘任的五名研究员颁发聘书，分别是成都体育学院教授、武术研究院专家委员会专家、武术史专家习云泰，中国武术协会委员、中国武术科学学会常委王培锟，中国武术协会科研委员会副主任、博士生导师蔡仲林，成都体育学院教授、中国武术研究院专家委员会专家温佐惠，成都体育学院教授、博士生导师张选惠。

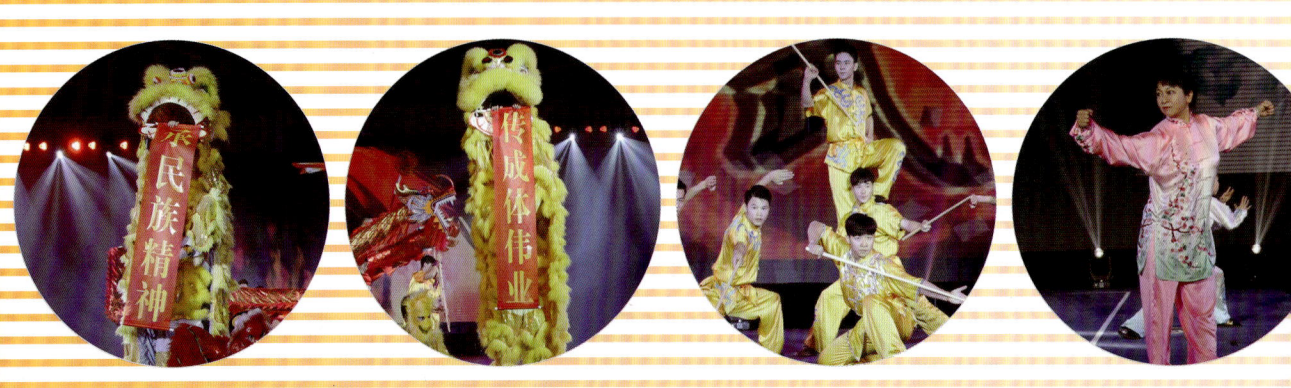

随后，由武术系师生同台进行了一场"绝技写春秋武艺展示"，为大家展现了郑怀贤等老一辈武术家的武学绝技和峨眉武术代表性拳种。"太极拳""八卦掌""八卦龙形剑"潇洒流畅，走转圆润，形如游龙；取材于峨嵋枪创编出的"空手夺枪"技艺，枪枪刺喉，惊心动魄；1936年柏林奥运会上被称为"神乎其技"的"郑氏飞叉"精彩绝伦；郑老编创的"三人对棍"，攻守密集、特色鲜明；拳法伶俐、腿法凶狠、摔法巧妙的散手，诠释着武术人的尚武精神；创新演绎的猴棍项目，灵活巧妙，活泼生动；地方特色拳种"火龙拳"，短小精悍、长短兼施；曾获第五届中国舞蹈节、第九届中国舞蹈校园舞蹈"荷花奖"——武舞"龙的传人"，展示了青年学生积极传承优秀文化，敢于拼搏、积极向上的精神风貌。

会议期间，成都体育学院刘青院长代表学校会见了郑怀贤先生的亲属。为传承郑怀贤先生的武医精髓，成都体育学院专门成立了郑怀贤骨伤研究所、郑怀贤武学研究所，整理完成"郑怀贤骨伤丛书""郑怀贤武学系列丛书"等著作，专门设置相关课程，教授传统骨伤手法和武术套路。成都体育学院将以此为契机，进一步整合校内外资源，传承、弘扬郑怀贤先生武医思想，推动学校运动医学、武术学科发展，让曾被贺龙元帅赞誉为"成都体院两枝花"的武术和中医骨伤学科发展得更好，使以郑怀贤武医思想为代表的中华优秀文化进一步得到弘扬光大，为推动健康中国建设做出积极的贡献。

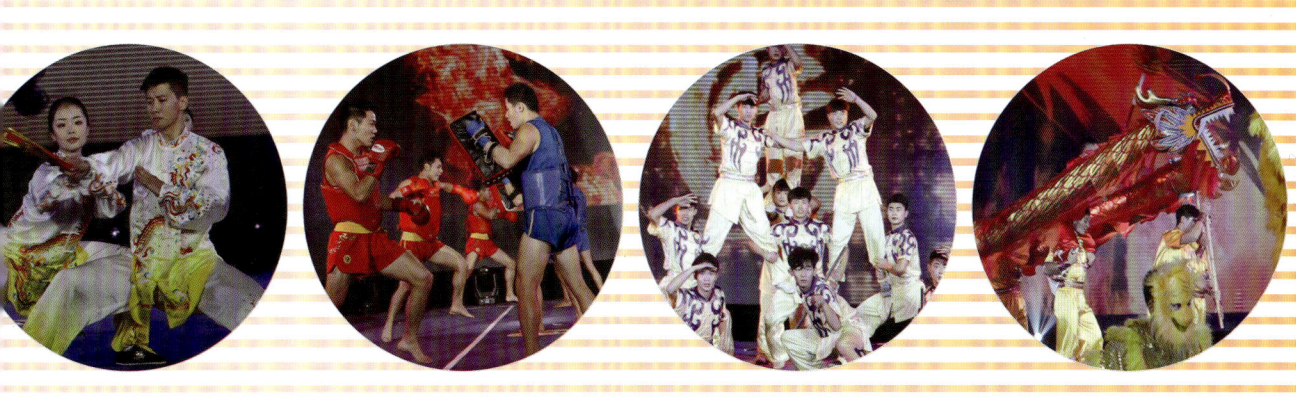

郑怀贤武学思想研究所揭牌仪式

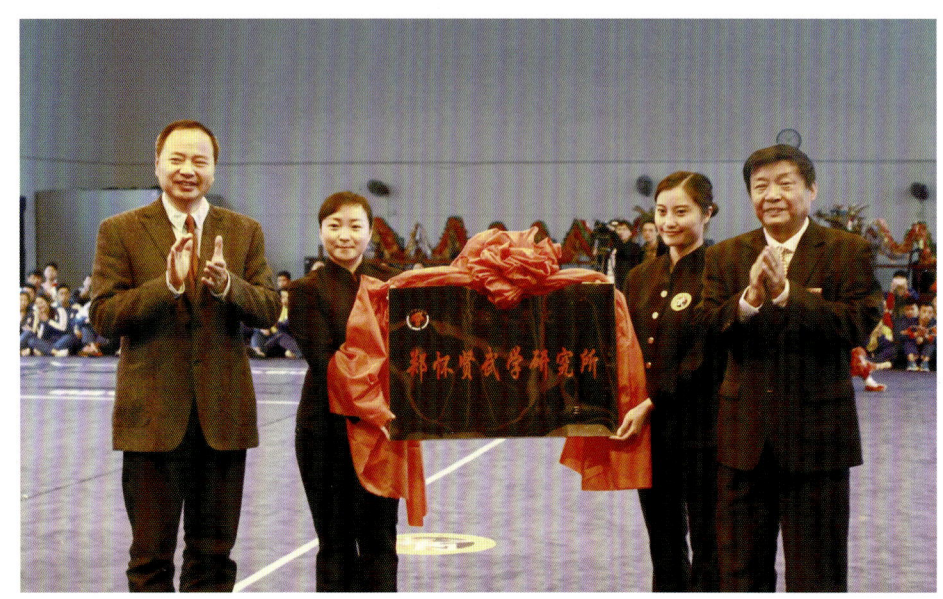

成都体育学院党委书记陈伟教授、校长刘青教授揭牌

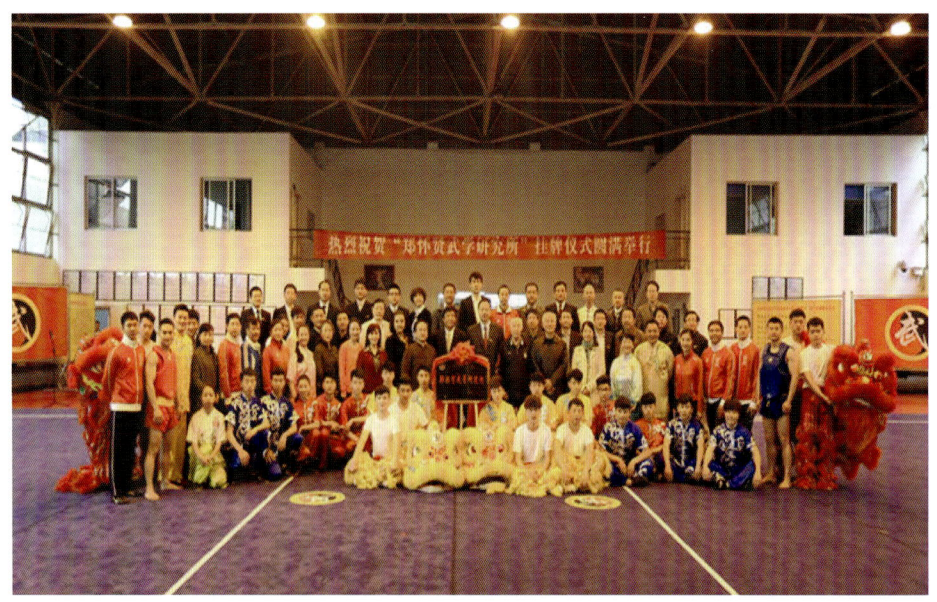

参加揭牌仪式表演的全体师生与校领导合影

郑怀贤武学思想研讨会开幕式

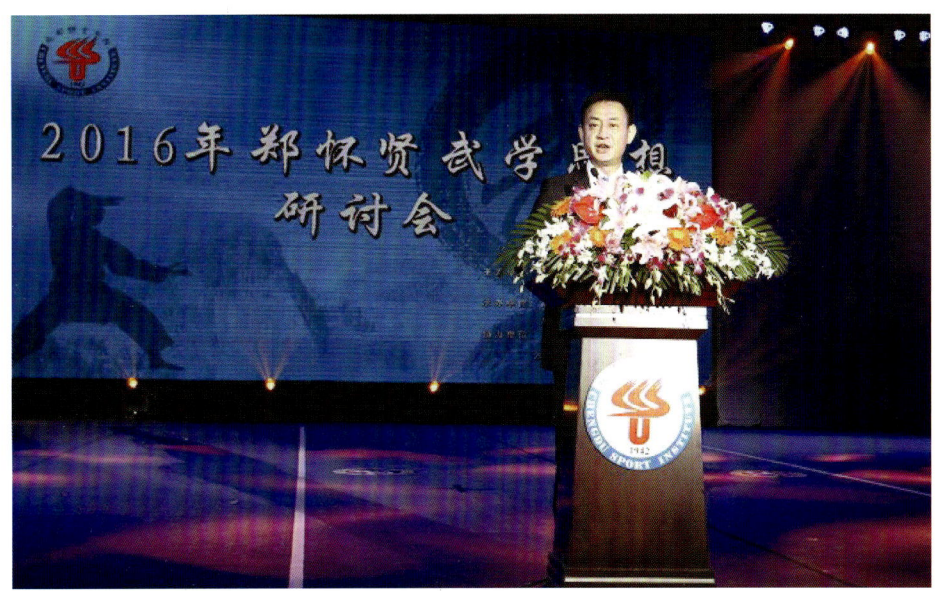

武术系主任赵斌教授主持开幕式

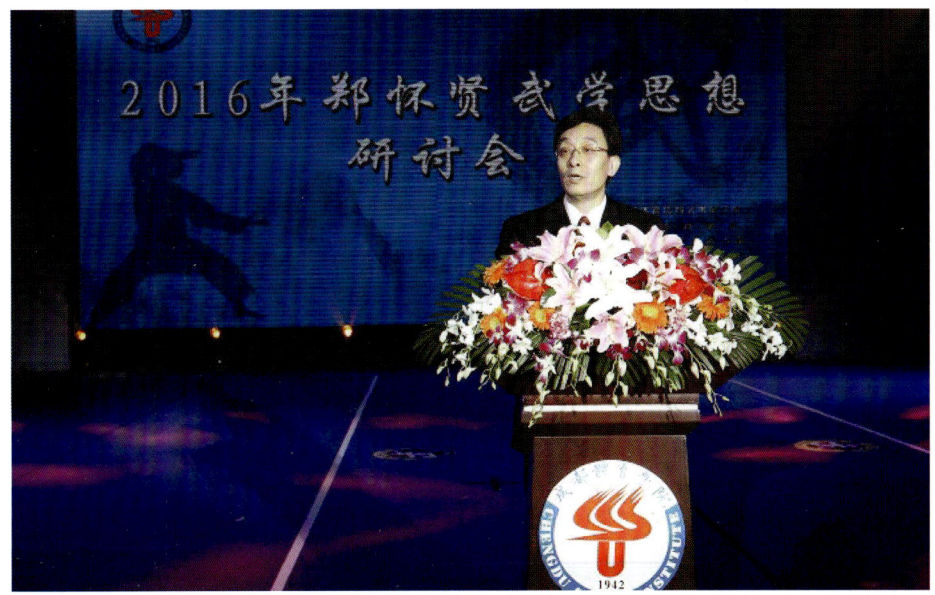

成都体育学院副校长潘小非教授致词

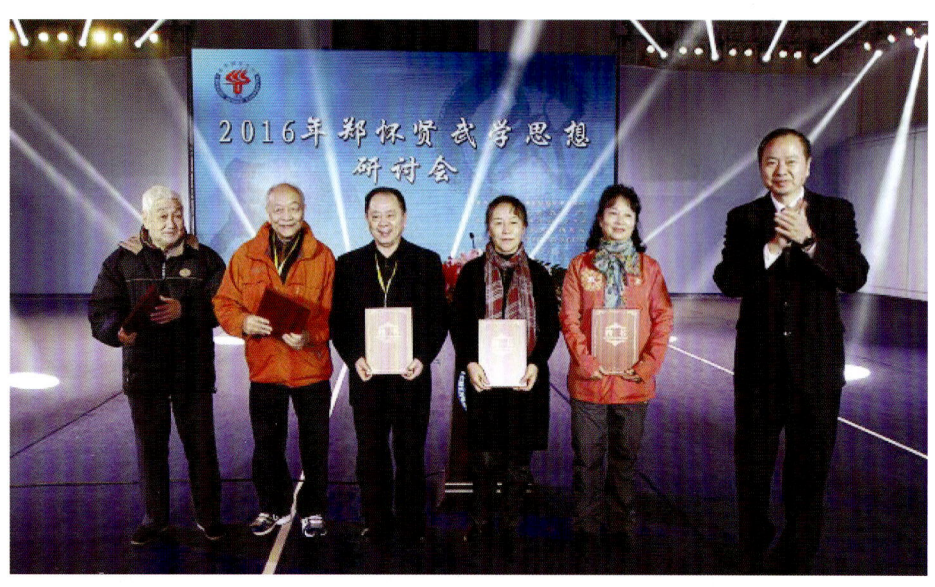

成都体育学院校长刘青教授为郑怀贤武学研究所首批聘任的五名研究员颁发聘书

◤ 郑怀贤武学思想研讨会开幕式之武艺展示

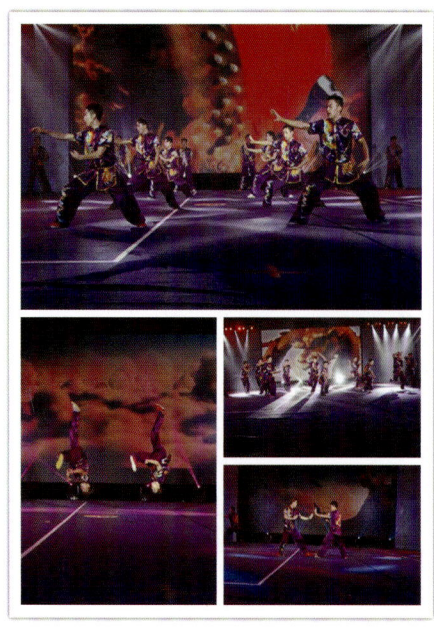

穿梭如云

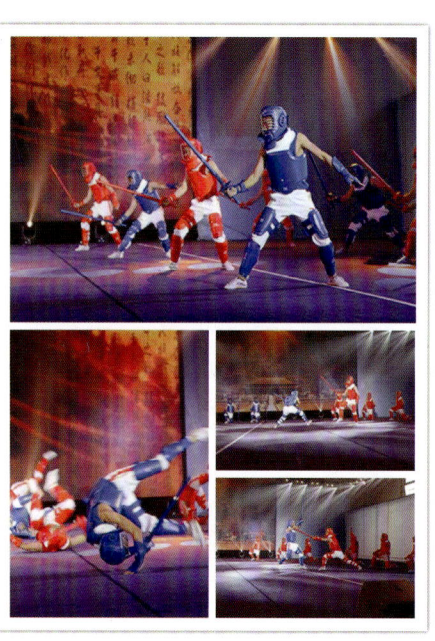

刀剑无影

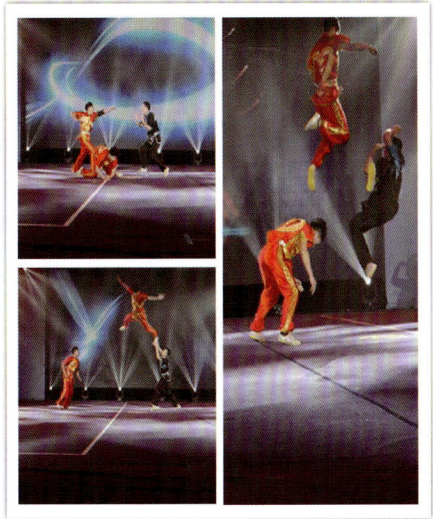

斗破苍穹

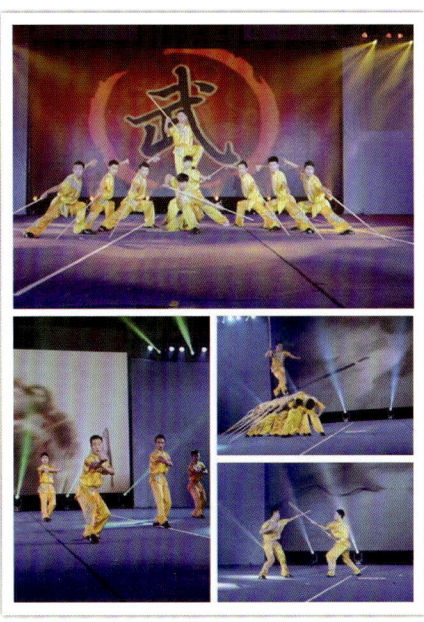

棍破轻音

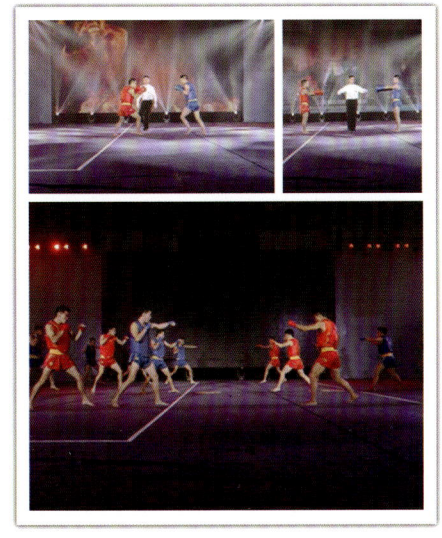

拳拳生风

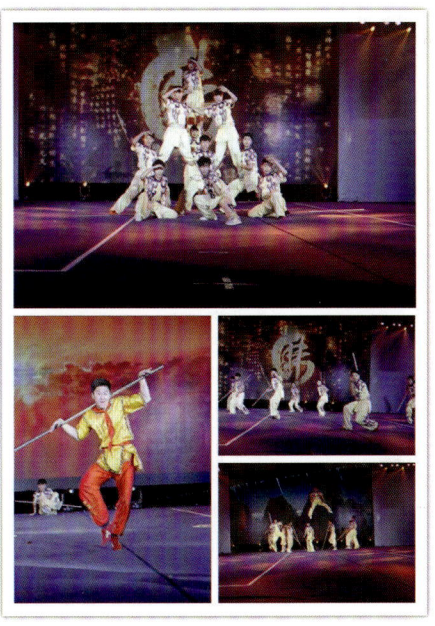

云海翻腾

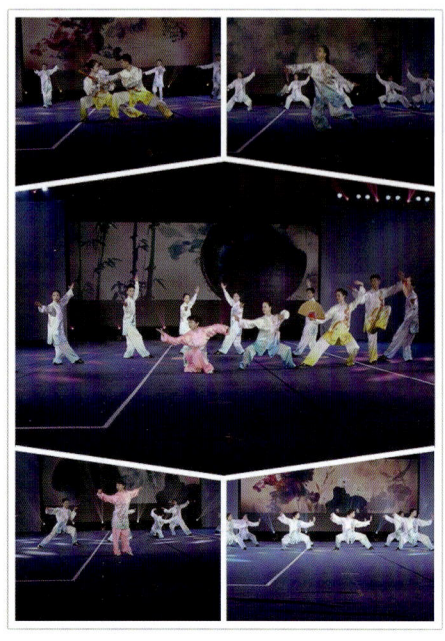

无极剑舞

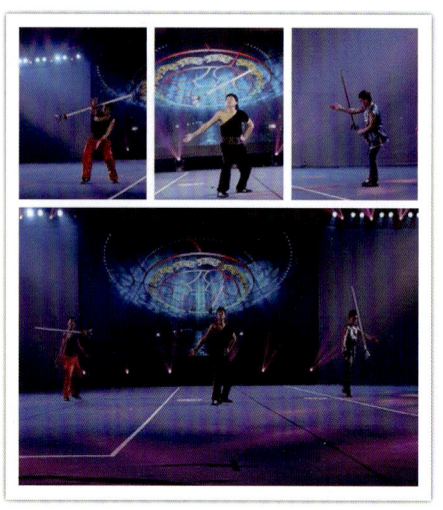

神乎奇技，郑氏飞叉

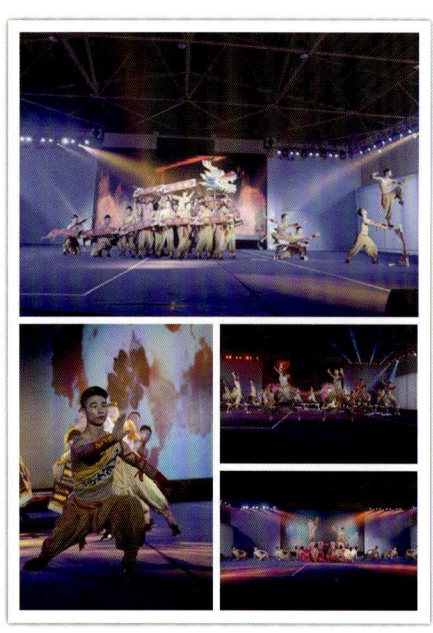

龙的传人

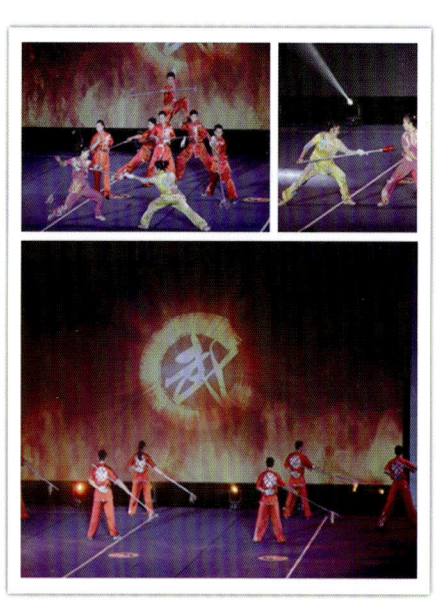

枪出如龙

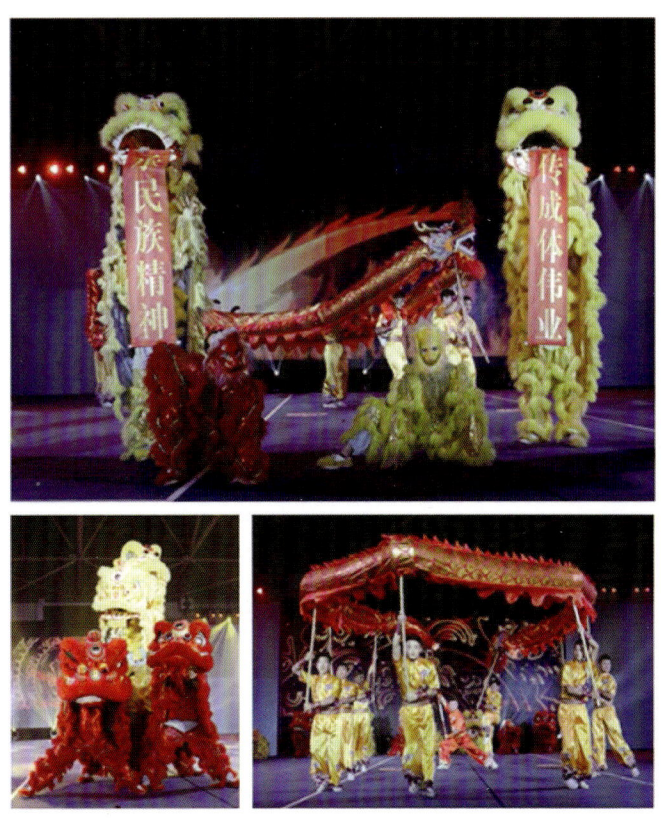

龙狮精神

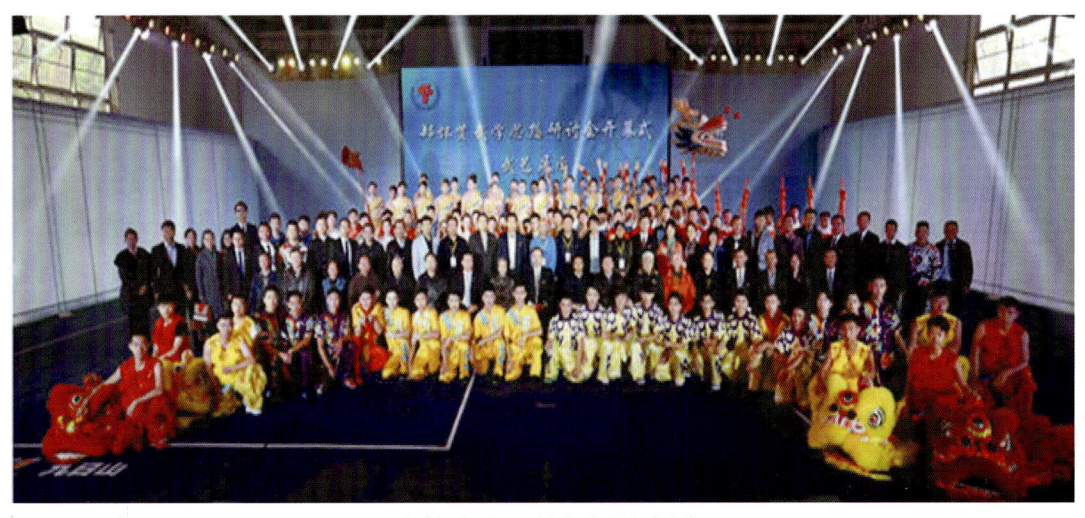

全体参演人员与领导合影

郑怀贤武学思想研讨会

本次研讨会共收到云南民族大学、河北师范大学、苏州大学、遵义师范学院等校内外投稿，主要体现在"武技""武理""武德""武医"等方面。与会者就如何更好地传承以郑怀贤先生为代表的中华优秀传统武术展开了激烈的讨论，提出了许多富有建设性的建议。

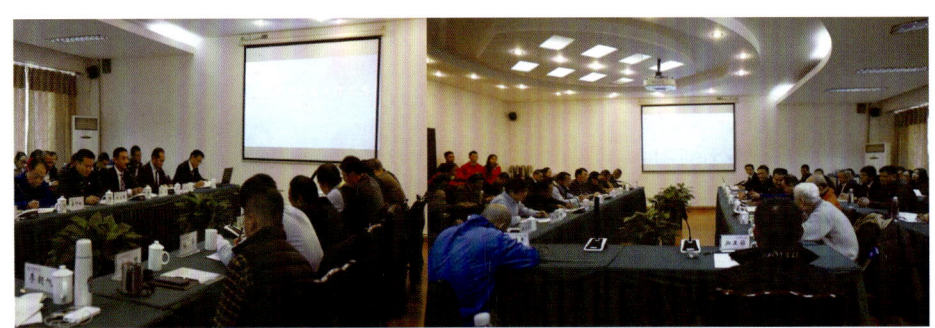

研讨会现场

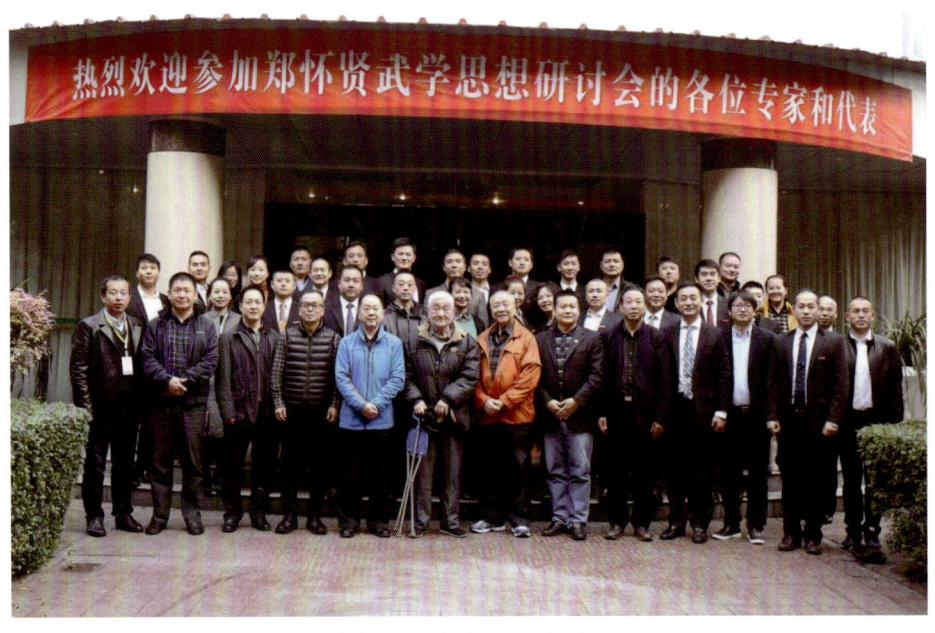

研讨会参会专家、学者合影

成都体育学院武术系

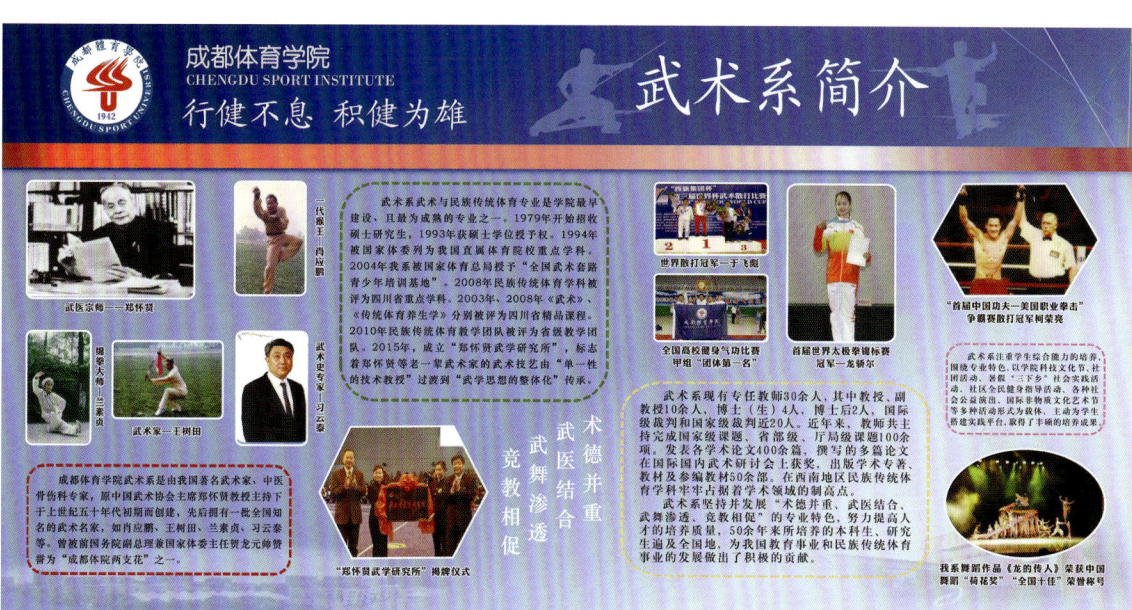

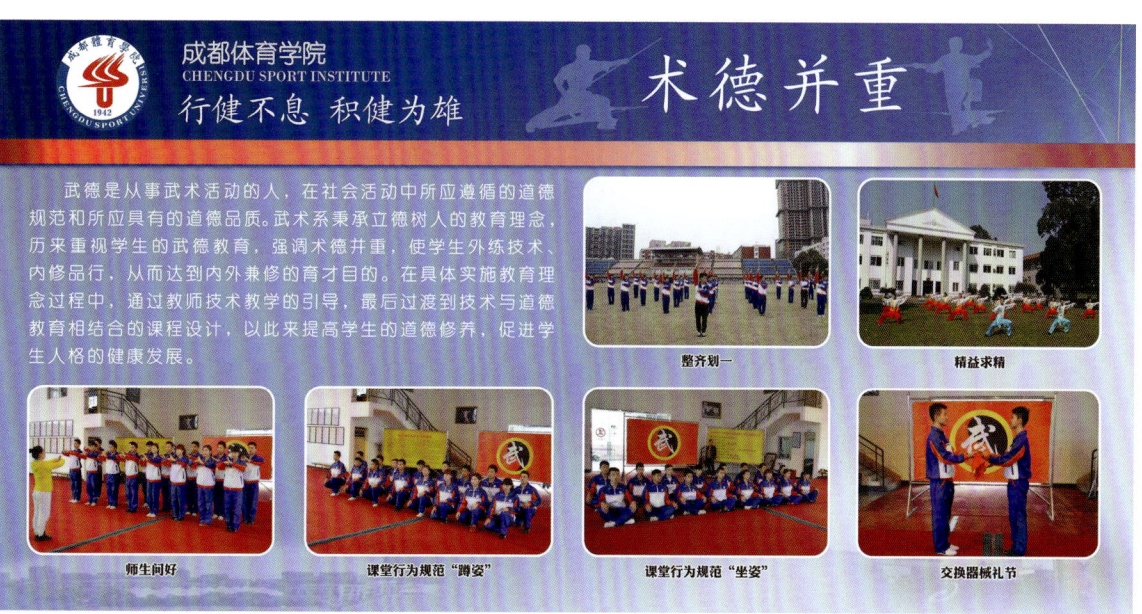

武医结合

郑怀贤教授既是武术系的奠基者，也是运动医学系的创始人。郑怀贤教授以其高超的武术技艺和高尚的医德、精湛的医术，开创了"武医结合"的先河，在武术及中医骨伤科学等领域留下了极为宝贵的学术遗产。秉承老一辈武术家的优良传统，立足于自身特点，武术系在专业建设过程中注重突出"武医结合"的专业特色与优势。

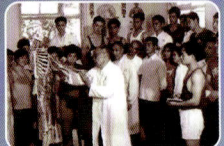
郑怀贤指导传授医学（中医骨伤）理论知识

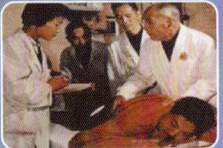
郑怀贤指导传授医学（中医骨伤）治疗技能

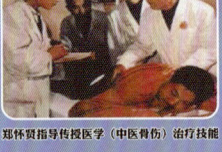
"郑氏伤科推拿手法"讲座

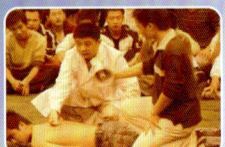
伤科推拿手法的现场示范

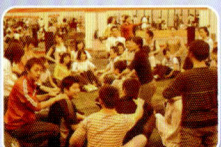
学生进行伤科推拿手法的分组练习

武舞渗透

"武舞渗透"是武术系武术与民族传统体育专业在新时期的探索与实践中形成的一个创新性特色。它旨在把武术和舞蹈两种艺术元素融为一体，探索学生实践创新能力途径与手段，以此拓展学生专业知识面和提升综合素质及就业竞争力，进而创新人才培养模式。通过将武术与舞蹈有机的融合，武术系的实践促进了文化艺术与体育学科门类的交汇与碰撞，使二者得到了有机的结合。在武舞渗透的过程中，武术系密切结合学校发展实际，有力地促进了我院校园文化建设。

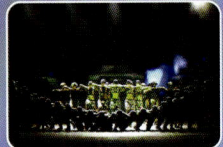
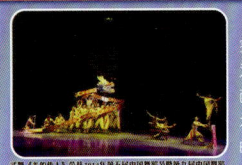
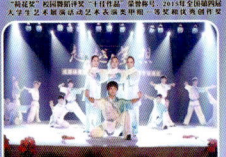
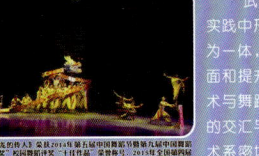
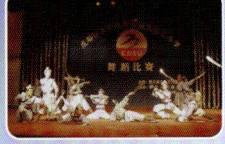
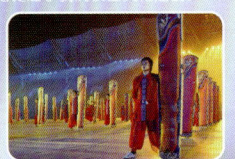

竞教相促

在武术系办学特色中，"竞教相促"是提高教学质量，促进学生教育实施的一个重要手段和方法。多年来，武术系一直重视武术套路、散打、传统体育养生，以及民族民间体育项目的教学、训练与科研三结合的研究，实现了教学科研成果的转化，为竞技体育事业的发展提供了强有力的支撑。多年来，武术系以竞赛与教学的双向互动为举措，通过积极、正确地实施"竞教相促"的教学训练手段，极大地促进了武术系本科教学与竞技水平的双向提高。

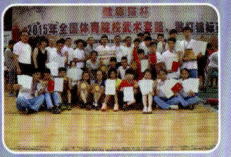
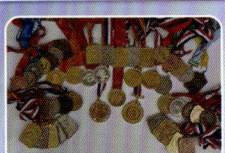
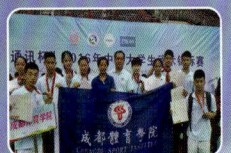
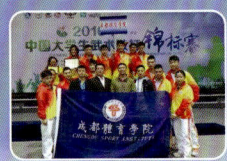
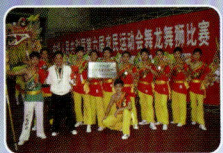
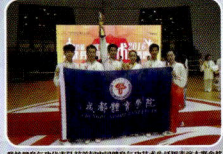

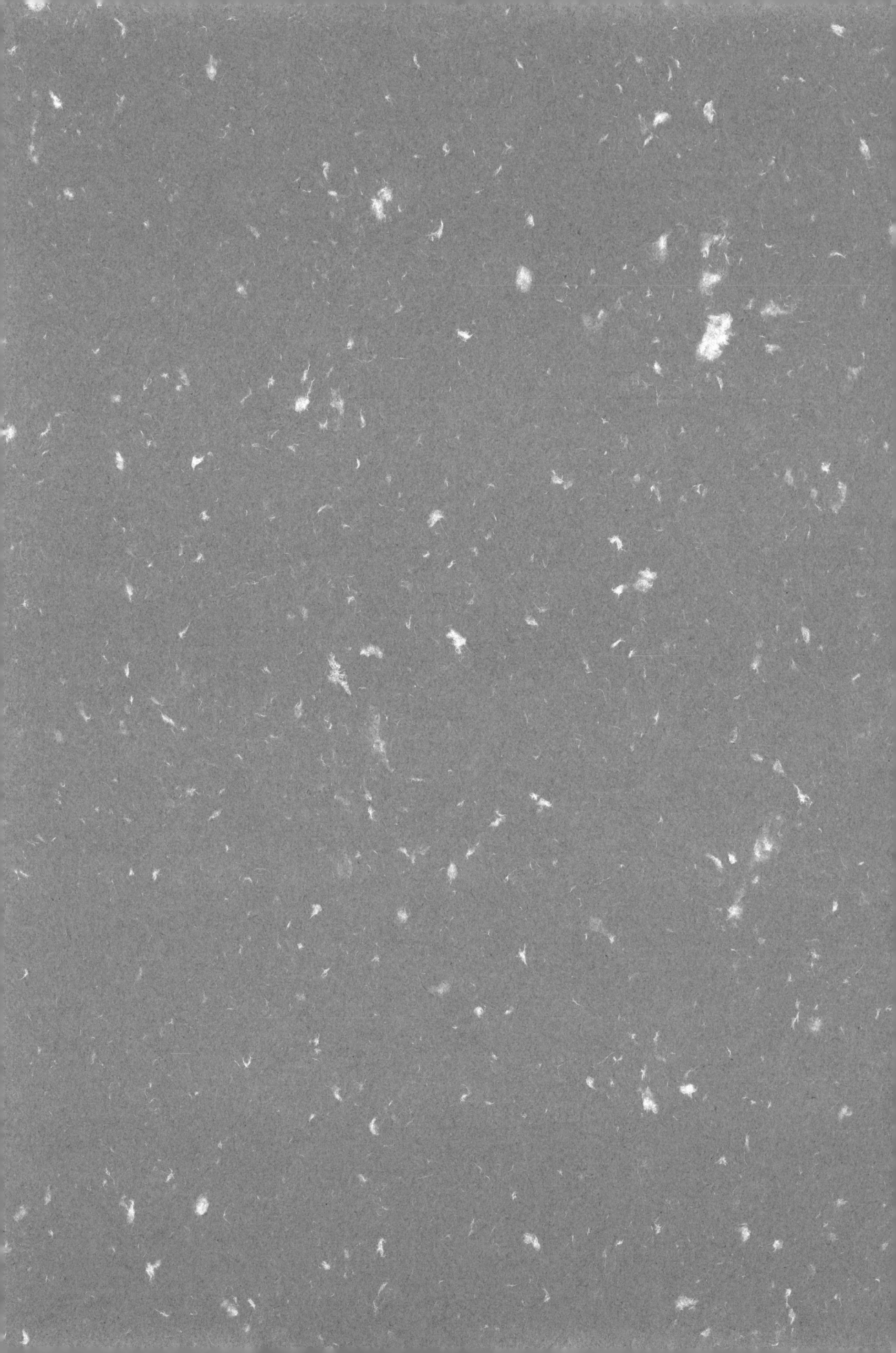